Das
Schwarzkümmel-Heilbuch

Sylvia Luetjohann

Das Schwarzkümmel-Heilbuch

Die besten Schwarzkümmel-Heilanwendungen
mit erprobten Rezepten
und wertvollen Gesundheitstips

WINDPFERD

Die in diesem Buch angeführten Informationen sind sorgfältig recherchiert und nach bestem Wissen und Gewissen weitergegeben worden. Gleichwohl übernehmen Verlag und Autor keinerlei Haftung für Schäden irgendeiner Art, die direkt oder indirekt aus der Anwendung oder Verwertung der Angaben in diesem Buch entstehen. Die Informationen in diesem Buch sind für Interessierte und zur Weiterbildung gedacht und nicht als Therapie- oder Diagnoseanweisungen im medizinischen Sinne zu verstehen.

4. überarbeitete und aktualisierte Auflage 2003
Die 1. – 3. Auflage erschien unter dem Titel:
„Das große Schwarzkümmel-Handbuch"

Umschlaggestaltung: Kuhn Grafik, Digitales Design, Zürich,
unter Verwendung einer Illustration von Elisabeth Pabst
Illustrationen im Innenteil: Elisabeth Pabst
Fotos im Innenteil:
S. 10 – Lavendelfoto/Beat Ernst; S. 16 – Dr. Diab Refai
Herstellung: Schneelöwe, 87648 Aitrang

ISBN 3-89385-431-2

Printed in Germany

Inhaltsverzeichnis

Anhang

Danksagung

Als ich mich auf die streckenweise ebenso schwierige wie verwirrende Spurensuche nach dem in jeder Hinsicht sehr vielseitigen Schwarzkümmel begab, ließ mich eine glückliche Fügung auf Dr. Diab Refai treffen, einen Mediziner syrischer Herkunft. Ihm habe ich zu verdanken, daß viele Informationen aus allererster Hand über die arabische Überlieferung, Heilanwendungen und Qualitätsmerkmale in dieses Buch einfließen konnten. Seine Begeisterung und sein eigener Einsatz haben die Arbeit ganz entscheidend inspiriert.

Außerdem danke ich Elisabeth Pabst, die mit ihrem reichen botanischen Wissen und ihren den Geist der Pflanze widerspiegelnden Illustrationen ebenfalls viel zum Gelingen dieses Buches beigetragen hat; „Nigellina“, Renate Spannagel, für ihr warmherziges und erfolgreiches Engagement nicht nur in der Türkei; und meiner Verlegerin, Monika Jünemann, die nicht nur wesentlich an der Initialzündung beteiligt war, sondern fast unermüdlich äußeren Beistand leistete und innere Wogen glätten half.

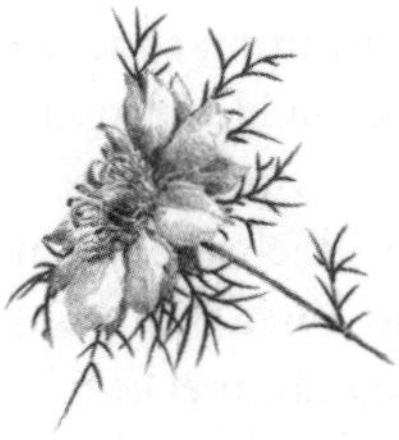

Vorwort zur 4. Auflage

In den letzten sieben Jahren konnte sich Schwarzkümmel einen festen Platz in vielen Naturheilpraxen und Hausapotheken erobern.

Dadurch nahmen nicht nur die praktischen Erfahrungen mit diesem heilsamen Öl zu, sondern es wurden auch weitere Forschungen durchgeführt und veröffentlicht. Die vorliegende Neuauflage des Buches bietet die Gelegenheit zu einigen notwendig gewordenen Aktualisierungen bei verschiedenen Beispielen und Projekten sowie zu Ergänzungen bei den praktischen Einsatzmöglichkeiten und Anwendungen. Auch werden bestimmte Marktentwicklungen einer kritischen Betrachtung unterzogen.

Der bedeutende Heilpflanzenkenner Wilhelm Pelikan hat schon vor über vierzig Jahren davon gesprochen, daß eine Pflanze plötzlich medizinisches und auch kommerzielles Interesse weckt, wenn durch chemische Analysen dieser oder jener Wirkstoff darin entdeckt wird. Im Gegensatz zur traditionellen Phytotherapie, die von der Suche nach einer isolierten Leitsubstanz geprägt wird, auf die sich möglichst die Gesamtwirkung eines Pflanzenextraktes zurückführen lassen soll, setzt sich allgemein immer mehr eine ganzheitlichere Sichtweise von pflanzlichen Heilmitteln durch. Pflanzen sind nun einmal natürliche Vielstoffgemische mit einer Fülle von Substanzen in unterschiedlicher Gewichtung, deren Wirkung sich meistens nicht auf einen Hauptinhaltsstoff reduzieren läßt. Auch beim Schwarzkümmel liegt ein komplexes Zusammenspiel teils bekannter, teils noch nicht identifizierter Inhaltsstoffe vor, und nur in dieser natürlichen Synergie kann sich die volle Wirkkraft entfalten.

Schon Pelikan erkannte, daß eine sich ausschließlich an die Wirkstoffe bindende Betrachtungsweise die Zusammenhänge zwischen Heilpflanze und Mensch immer mehr aus den Augen verliert. Mögen wir wieder lernen, die Heiler aus der Pflanzenwelt nicht nur unter Nützlichkeitserwägungen zu sehen, sondern ihnen mit Achtung zu begegnen und eine lebendige Anschauung von ihrem Wesen und ihrer Verbindung zu uns zurückzugewinnen.

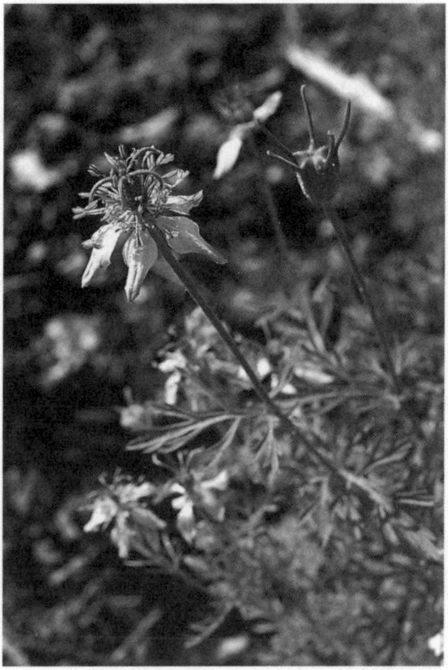

Nigella sativa

Einführung

Schwarzkümmel: ein wiederentdecktes Wundermittel?

In den Mittelmeerländern und im Vorderen Orient gilt Schwarzkümmel seit Tausenden von Jahren als sagenhafte Heilpflanze und das Öl aus seinem Samen als „Wundermittel“. Der von dem Propheten Mohammed überlieferte Ausspruch *Schwarzkümmel heilt jede Krankheit – außer dem Tod* hat gewiß entscheidend dazu beigetragen, daß Schwarzkümmel in den meisten islamischen Ländern eine lebendige Tradition hat und bis heute als äußerst vielseitig einsetzbare „Medizin des Propheten“ in hohem Ansehen steht.

Früher einmal war der Schwarzkümmel auch in unseren Breitengraden als Heil- und Gewürzpflanze unter dem botanischen Namen *Nigella sativa* sehr geschätzt, seit langem aber verschönert nur noch die Varietät mit dem botanischen Namen *Nigella damascena* als besonders attraktive „Jungfer im Grünen“ unsere Bauerngärten. In jüngster Zeit ist Schwarzkümmel jedoch auch bei uns als Heilpflanze wiederentdeckt worden, und die moderne Forschung sucht nun den wissenschaftlichen Nachweis für das zu erbringen, was bislang dem Bereich reiner Erfahrungsheilkunde zuzurechnen war. Das heißt: Seit wenigen Jahren geht man den Erfahrungen der alten assyrischen und ägyptischen Heilkundigen mit modernen medizinischen und biochemischen Forschungsmethoden auf den Grund.

Da es sich bei Schwarzkümmel – wie bei vielen vergleichbaren Heilpflanzen – um ein ausgesprochenes Komplexmittel mit mehr als hundert Inhaltsstoffen handelt, die synergetisch zusammenwirken, sind die Forschungen noch längst nicht abgeschlossen. Etwa 6 % der Bestandteile des aus den Samen gepreßten wertvollen Öls sind noch nicht einmal genauer bekannt, gerade sie könnten hochwirksam sein. Trotzdem läßt sich schon jetzt sagen, daß das Ergebnis der bisherigen Studien in USA und Europa die Erwartungen bereits übertroffen hat. Dies betrifft vor allem die Wirkung von Schwarzkümmelöl auf das Immunsystem und damit zum Beispiel auf sonst fast als untherapierbar geltende Allergien. Allergiker benötigen eine erhöhte Zufuhr an mehrfach ungesättigten Fettsäuren, die in Schwarzkümmelöl in hoher Konzentration enthalten sind. Aus diesen als Grundbausteinen werden im Organismus bestimmte Gewebshormone (Prostaglandine) gebildet, die nicht nur entzündungshemmend und bronchienerweiternd wirken, sondern auch einen regulierenden und harmonisierenden Einfluß auf das Immunsystem haben. Außerdem ist eine herabgesetzte Körperabwehr nicht nur Ursache für eine erhöhte Infektanfälligkeit, sondern von einem geschwächten Immunsystem sind auch fast alle an chronischen Krankheiten leidenden Menschen betroffen.

Durch schädliche Umwelteinflüsse und Stoffwechselstörungen aufgrund von Ernährungsfehlern ist unsere Immunabwehr starken Belastungen ausgesetzt und vor große Herausforderungen gestellt. Hier kann Schwarzkümmelöl als Nahrungsergänzung wertvolle Dienste leisten – auf natürliche Weise, ohne Nebenwirkungen oder Unverträglichkeit mit einer anderen medizinischen Behandlungsart. Sein Wirkungsspektrum ist damit noch lange nicht erschöpft: Verdauungsstörungen und

Nierensteine, Prämenstruelles Syndrom und Beschwerden der Wechseljahre, Schlafstörungen und Konzentrationsschwäche sowie auch der Gebrauch als Hautpflegemittel und Küchengewürz sollen nur stellvertretend für die vielen Anwendungsmöglichkeiten genannt sein, die dem Schwarzkümmel seinen fast legendären Ruf als altes orientalisches „Wundermittel" eingebracht haben.

Dieses Buch folgt ganz bewußt der Grundidee, so viele Informationen wie möglich und derzeit verfügbar einzufangen und weiterzugeben. Es spannt daher einen Bogen von alter Volkstradition und überliefertem Heilwissen über neueste medizinische Erkenntnisse und gaschromatographische Analysen bis zu kosmetischen und kulinarischen Rezepten – ein Bogen, den diese „Pflanze für unsere Zeit" offenbar gut auszuhalten vermag ... Entscheiden Sie selbst, ob es sich bei diesem äußerlich eher bescheidenen Gewächs um die Wiederentdeckung einer Heilpflanze handelt, die Ihre Beachtung verdient. In Streifzügen durch Geschichte und Botanik, illustriert durch alte Rezepturen aus verschiedenen Überlieferungen der Volksmedizin, durch moderne Forschungsergebnisse und Weiterentwicklungen auf den gegenwärtigen Wissensstand gebracht und durch persönliche Erfahrungen und Fallgeschichten ergänzt, können Sie Bekanntschaft mit ihr schließen.

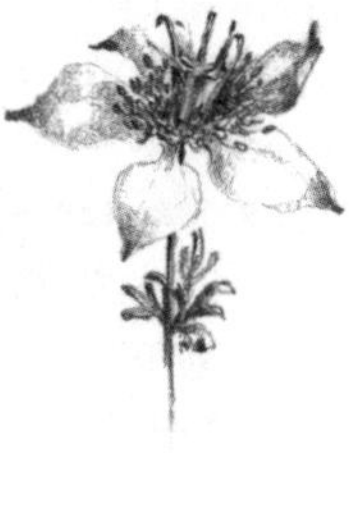

Wissenswertes
aus der langen Tradition
einer alten Heil- und Gewürzpflanze

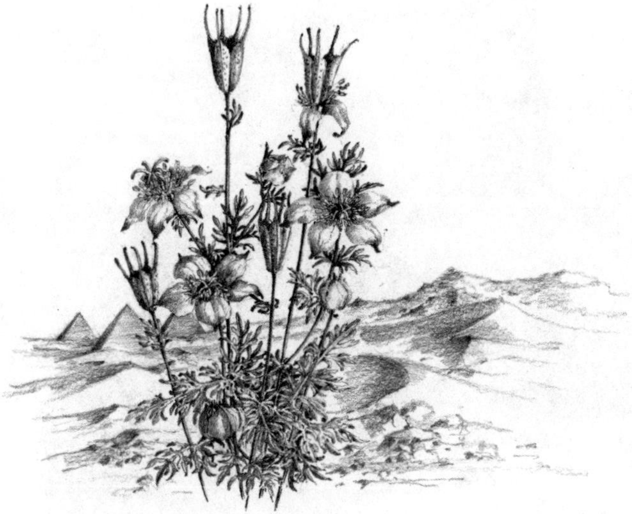

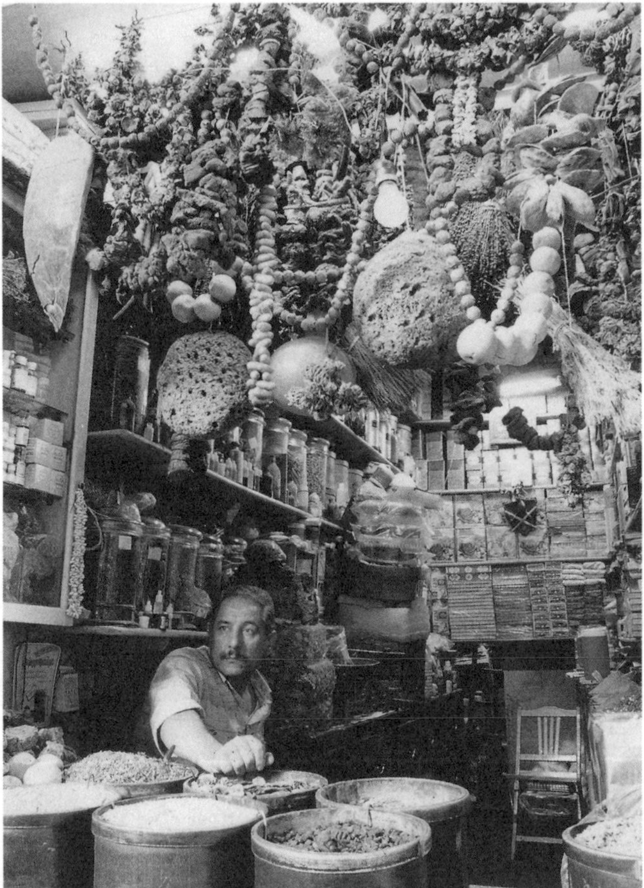

Typische orientalische „Kräuter-Apotheke“

Die orientalischen Wurzeln

Schwarzkümmel, eine Pflanze aus der Familie der Hahnenfußgewächse, stammt aus dem Mittelmeerraum und ist in Ländern Nordafrikas, Vorderasiens und Südosteuropas heimisch. Die früheste Kultivierung und Verwendung läßt sich mehr als 3000 Jahre bis in das Reich der Assyrer (das heutige Syrien und Teile des Irak) und in das Alte Ägypten zurückverfolgen. Doch auch Indien wird bisweilen als Herkunftsland des legendären schwarzen Samens genannt.

In einem assyrischen Kräuterbuch wird Schwarzkümmel oder „schwarzer Tin-Tir“ als Heilmittel genannt, dem bereits eine vielseitige Anwendung nachgesagt wird: innerlich für den Magen, äußerlich für die Behandlung von Augen, Ohren und Mund sowie von den unterschiedlichsten Hautproblemen, wie Juckreiz, Ausschläge, Geschwüre und Flechten. Auch die später noch bei Plinius aufgeführte Erste Hilfe, bei dem Biß von Schlangen bzw. dem Stich von Skorpionen eine Mischung aus zerstoßenem Schwarzkümmelsamen, Essig und Honig in die Wunde zu streichen, ist bereits seit altersher erprobt worden.

Aus dem Reich der Pharaonen ist die Verwendung von Schwarzkümmel als Digestif nach üppigen Gelagen sowie als Heilmittel bei Entzündungen und bestimmten überempfindlichen Reaktionen des Körpers überliefert, für die wir heute den Begriff „Allergien“ verwenden. Der Nachweis für die Wirksamkeit bestimmter Substanzen bei entzündlichen und allergischen Prozessen ist durch moderne Forschungsergebnisse bereits erbracht worden. Außerdem wird der sprichwörtliche „Bronzeteint“ der alten Ägypter auf die pflegenden Eigenschaften des Schwarzkümmelöls zurückgeführt, die auch der wegen ihrer Schönheit gerühmten Königin Nofretete schon

1350 Jahre vor unserer Zeitrechnung bekannt gewesen sein dürften.

Über den Fund eines Fläschchen Schwarzkümmelöls in der Grabkammer des Tut-enkh-amun ist – ganz wie es einer Wunderpflanze zukommt – schon reichlich spekuliert worden. Sie wurde sogar als Begleiterin für ein Leben nach dem Tode erhoben, obwohl sie diesen ja offenbar nicht hatte verhindern können. Vielleicht wurde das Öl einfach für eine kostbare Grabbeigabe gehalten?

Die Kopten, als die christlichen Nachfahren der alten Ägypter, sorgten dafür, daß die Tradition der Kräutermedizin lebendig blieb, und gaben ihre Kenntnisse auch an andere Völker der arabischen Welt weiter. Im Arabischen heißt der schwarze Kümmel *kamûn asvad,* im Hocharabischen auch *shouniz;* außerdem trägt er die Namen *habbe sôda*, „schwarzer Samen“, oder *habbe el-barake*, der „unerschöpflich reiche Samen“. Die letztere Bezeichnung leitet sich von dem bereits zu Anfang erwähnten Lob des Propheten Mohammed ab: „Schwarzkümmel heilt jede Krankheit – außer dem Tod“, das in dem Hadith „El Buchari“ aufgezeichnet ist. Zweifellos hat dieses Zitat zur großen Verbreitung des Schwarzkümmels in den islamischen Ländern beigetragen.

Zu Anfang des 11. Jahrhunderts wird Schwarzkümmel von dem berühmten persischen Arzt und Philosophen Ibn Sina (auch als *Avicenna* bekannt) in seiner großen medizinischen Abhandlung *Kitabasch schifa* („Buch der Genesung“) ausführlich mit den folgenden Wirkungen erwähnt:

- innere Reinigung und Entgiftung des Körpers
- Entschleimung und Kräftigung der Lungen
- Hausmittel bei Fieber, Husten, Schnupfen, Zahn- und Kopfschmerzen

- Mittel bei Hautleiden und für die Wundbehandlung
- Mittel gegen Darmparasiten und Würmer, auch gegen Bisse und Stiche von giftigen Tieren.

Im Orient überliefert und durch viele Rezepte belegt ist außerdem seine vorwiegend schmerzstillende und krampflösende Wirkung bei Magen-Darm-Beschwerden, Blähungen, Durchfall und Verstopfung, Gelbsucht und Gallenkoliken, für die Anregung der Nieren und eine vermehrte Harnausscheidung, gegen Infektionen, Verschleimung und Bronchialleiden, bei Menstruationsbeschwerden und zur Förderung der Milchsekretion, gegen Hautparasiten und vor allem bei Kindern als Wurmmittel. Im Volk ist auch die Verwendung als hautpflegendes Mittel sowie gegen Schuppen und Haarausfall überliefert. Bis heute ist er überall in den orientalischen Gewürzbasaren zu finden. Der türkische Name *Çörekotu*, der sich etwa als „Gras(samen) für kleines Gebäck" übersetzen läßt, weist auf einen seiner Verwendungszwecke hin. Er wird auch, ähnlich wie Mohn oder Sesam, auf Brotfladen gestreut. Viele Mohammedaner nehmen jeden Morgen zur Stärkung nicht nur der Manneskraft eine Prise des Samens in Honig zu sich. Und nicht zuletzt gilt der Samen auch als „Segen des Propheten Mohammed" für die Rede.

Aus der Türkei ist die Verwendung als Räuchermittel sowie auch der Volksbrauch überliefert, genau 41 Samen des Schwarzkümmels in bunte Stoffsäckchen einzunähen und mit einer Sicherheitsnadel an der Kleidung von Kindern zu befestigen. Dieser Talisman soll sie beschützen. Die Samen werden auch wie Perlen an Schnüren aufgereiht und, mit bunten Stoffetzen verziert, im Fenster aufgehangen. Ein solches *Nazarlik* soll gegen den „Bösen Blick" schützen. Auch in Indien gilt dieses blauschwarze Gewürz des dunklen Planeten Ketu, geformt wie eine Träne, als Beschützer gegen das böse Auge. Aus dem Jemen ist der Volksbrauch überliefert, Schwarzkümmel als Amulett zur Vertreibung böser Geister zu tragen.

Von Südosteuropa (Griechenland und Bulgarien) und Nordafrika (Sudan, Äthiopien, Ägypten) über die vorderasiatischen Mittelmeerländer, Syrien, die Türkei, das alte Zweistromland, Persien und Pakistan ist der Schwarzkümmel bis nach Indien und sogar nach China gelangt. In Indien wird Schwarzkümmel vor allem in den Regionen Punjab, Himachal Pradesh, Bihar und Assam kultiviert. Als Brot- und Speisegewürz oder in Rezepturen der indisch-ayurvedischen Medizin verwendet, galt und gilt *Kalonji*, der „schwarze Zwiebelsamen", als wohlschmeckendes Gewürz zur Unterstützung des Stoffwechsels sowie als Heilmittel bei Verdauungsstörungen und den gefürchteten Durchfallerkrankungen, wie Amöben- und Bakterienruhr. Außer den Samen und dem fetten Öl wird hier auch traditionell das ätherische Schwarzkümmelöl verwendet.

Nach der ayurvedischen Überlieferung und der Typenlehre von den drei *Doshas* vermindert Schwarzkümmel *Vata* und *Kapha* und vermehrt *Pitta*. Daraus wurde die Behandlung auch bei ungewöhnlichen Indikationen, z. B. bei Magersucht, bestimmten Störungen des Nervensystems, Ausfluß und venerischen Krankheiten entwickelt. Eine besondere Rolle spielt weiterhin die Frauenheilkunde, wo Schwarzkümmel aufgrund seiner uteruskontrahierenden Wirkung auch bei zu schwachen Wehen und bei Kindbettfieber eingesetzt wurde, wegen der Möglichkeit einer Früh- oder Fehlgeburt allerdings nicht während der Schwangerschaft eingenommen werden sollte. Dementsprechend gilt Schwarzkümmel auch als „pflanzliches

Verhütungsmittel“ und taucht in zahlreichen indischen Pflanzenrezepturen mit abortivem Wirkungspotential auf.

Außerdem wird den Samen eine allgemein anregende, tonisierende und stimmungsaufhellende Wirkung zugeschrieben.

In ganz Indien gibt es im Volk den Brauch, zwischen Stoffe und Tücher zerstoßene *Kalonji*-Samen zur Insektenabwehr zu streuen. Bekannt ist auch die antibakterielle und daher für die Nahrungskonservierung nützliche Wirkung der Samen.

Die europäische Überlieferung (1. Teil)

Schwarzkümmel ist nicht nur in der Bibel, wo er *Ketzah* heißt, als vielseitig verwendbares Gewürz für Brot und Kuchen erwähnt, sondern auch allen naturheilkundlichen Autoren der griechischen und römischen Antike bekannt. Der griechische Arzt Hippokrates (5. Jh. v. Chr.) verwendet die Namen *melánthion* („Schwarzblatt") oder *meláspermon* („Schwarzsame") dafür. Die schwarzen Samen haben der Pflanze auch ihren botanischen Namen gegeben, nämlich *Nigella* (von lat. *niger* = „schwarz" bzw. *nigellus* = „schwärzlich"). Im 1. Jahrhundert unserer Zeitrechnung wird er von Plinius Secundus d. Ä. in seiner umfangreichen *Naturalis historia* („Naturgeschichte") ausführlich behandelt. Hier taucht als Name übrigens *Git* oder *Gith* auf, eine in den antiken lateinischen Schriften oft verwendete Bezeichnung, die sich wahrscheinlich aus dem Arabischen ableitet und der wir später auch in den alten deutschen Quellen noch mehrmals begegnen werden. Eine offenkundig ebenfalls arabisierte Namensform des Schwarzkümmels, nämlich „Salusandriam", verwendet nur wenig später als Plinius der griechische Arzt Dioskurides in seiner fünfbändigen Arzneimittellehre *De materia medica*, die weit über das Mittelalter hinaus die Pflanzenheilkunde beeinflussen sollte.

Plinius nennt eine Reihe von Heilanwendungen, von denen uns viele aus der arabischen Welt bereits bekannt sind, so natürlich die verdauungsfördernde Wirkung als Brotgewürz; ferner die schon erwähnte Behandlung von Schlangenbissen und Skorpionstichen, außerdem von Verhärtungen, alten Geschwulsten, Eiterwunden, Hautausschlägen und sogar von Sommersprossen. Eine ganze Reihe von Rezepturen mit Schwarzkümmel gegen Erkältungen und Entzündungen im Kopfbereich werden empfohlen, die noch viele hundert Jahre später fast unverändert in den großen deutschen Heilpflanzen-Enzyklopädien des 16.–18. Jahrhunderts auftauchen werden. Hier einige Kostproben aus der „Naturalis Historia“:

Zerstoßen und zum Riechen in ein leinenes Tüchlein gebunden, vertreibt er Nasenkatarrh, mit Essig aufgestrichen Kopfschmerzen, mit Irisöl in die Nase gestrichen Augenkatarrh und Geschwülste, mit Essig gekocht Zahnschmerzen, zerrieben und gekaut Mundgeschwüre, mit einem Zusatz von Natron getrunken Atembeschwerden ...

Der Gebrauch des Schwarzkümmels als wohlschmeckendes und gleichzeitig heilkräftiges Brotgewürz hat sich in der Folgezeit offenbar auch in Deutschland durchsetzen können. Um das Jahr 794 wird sein Anbau im „Capitulare de vilis“ von Karl dem Großen für diesen Verwendungszweck empfohlen. Er wird hier mit den Namen „Römischer Kümmel“ oder „Schwarzer Koriander“ bezeichnet und erhält auch die arabischen und von Plinius überlieferten Heilwirkungen zugeschrieben. Im Jahre 816 wird Schwarzkümmel, der hier *Gitto* heißt, im „Hortus“ des St. Gallener Klosterplanes aufgeführt. In altdeutschen Glossen wird er als *protvurz* oder *brotchrut* bezeichnet. Die Einbürgerung des botanischen Namens *Nigella* im Mittelalter scheint vor allem auf die Schriften des Albertus Magnus zurückzugehen, er hat sich auch in der Pharmakologie eingebürgert.

Hildegard von Bingen, die im 12. Jahrhundert ihr berühmtes Doppelwerk über Natur- und Heilkunde verfaßt hat, scheint dem Schwarzkümmel dagegen eher mißtrauisch gegenübergestanden zu haben. Sie stuft ihn zwar sehr treffend als „Pflanze von warmer und trockener Qualität“ ein, handelt ihn aber dann auffallend kurz ab. Zu erwähnen ist vor allem die Verwendung von zerstoßenem Schwarzkümmelsamen mit gebratenem Speck als Heilsalbe gegen Kopfgeschwüre. Der Samen, mit Honig vermischt und an die Wand gestrichen, wird außerdem als todsicherer Fliegenfänger empfohlen! Was die Einnahme durch den Menschen betrifft, warnt Hildegard allerdings vor seiner möglicherweise giftigen Wirkung. Dies trifft auf manche Mitglieder dieser recht verzweigten Hahnenfußfamilie sogar zu. Da Hildegard aber den Ackerschwarzkümmel in ihrer „Physica" mit dem botanischen Namen *Githerum ratde* benennt, liegt eher die Vermutung nahe, daß bereits hier die später sprichwörtliche Verwechslung mit der Kornrade *(Agrostémma githago)* passiert ist. Die Samen dieses von den Bauern gefürchteten Getreideunkrauts sind durch Saponine tatsächlich giftig und machen Mehl, Brot und Getreidekaffee nicht nur bitter, sondern sogar gesundheitsschädlich.

Trotzdem muß sich der Ruf des Schwarzkümmels als Heilmittel in der Volksmedizin im Laufe der nächsten Jahrhunderte stabilisiert und auch weiter verbreitet haben, denn als 1539 das „New Kreutterbuch" des Hieronymus Bock erscheint, wird bereits eine beachtliche Wissensfülle über *Nigella* oder auch den „Schwartzen Coriander" ausgebreitet, wie er nun allgemein genannt wird. Da sich unserer Spurensuche aber spätestens ab hier ein oft nur mühsam zu durchdringender Wildwuchs aus unterschiedlichen Pflanzen mit abweichenden Beschreibungen und immer phantasievolleren Namen in den Weg zu stellen scheint, muß an dieser Stelle ein Abstecher in die Welt der Botanik eingeschoben werden.

Botanische und andere Streifzüge durch die wichtigsten Schwarzkümmelarten

Schwarzkümmel ist eine einjährige Pflanze, die durch Aussaat vermehrt wird oder sich selbst vermehrt. Zu unserem Gewürzkümmel, *Carum carvi*, besteht trotz des Namens und teilweise ähnlicher Verwendung botanisch keine Verwandtschaft, und trotz häufiger Verwechslung gilt dies auch für den indischen Kreuzkümmel mit seinen Arten *Cuminum cyminum* und *Cuminum nigrum*. Im Unterschied zu diesen gehört Schwarzkümmel nicht zu den Doldenblütlern, sondern zu den Hahnenfußgewächsen *(Ranunculaceae)*, die nach derzeitigen Erkenntnissen eine der alkaloidreichsten Pflanzenfamilien darstellen.

Die Untergruppe der Schwarzkümmelarten zeichnet sich besonders dadurch aus, daß die fünf Fruchtblätter, die bei den Ranunculaceen sonst getrennt nebeneinanderstehen, je nach Art mehr oder weniger in der Mitte miteinander verwachsen sind. Dadurch entsteht eine radförmige Samenkapsel oder sog. Sammelbalgfrucht, deren Fächer sich erst bei der Reife in der Mitte trennen. Während die Verwachsung bei unauffälligeren wilden Sorten nur bis zur halben Höhe reicht, geht sie bei den beiden bekanntesten Arten, dem Echten Schwarzkümmel und dem Damaszener Schwarzkümmel, bis zur Spitze, so daß die über den Umfang des Rades hinausragenden fünf Griffel die Figur eines Zackenrades bilden. Der volkstümliche Name „Rade/Radel" (siehe unter Nigella arvensis) sowie auch die englische Bezeichnung *Pinwheel* („Feuerrad" oder „Windrädchen") erklären sich aus dieser zahnradförmigen Gestalt der Blüte.

Dies hat der Pflanze in Deutschland den Namen „St. Katharinenblume" oder „St. Katharinenrädlein" eingebracht, da die hl. Katharina in der Ikonographie stets mit einem Zackenrad dargestellt wird. Der Legende nach zerbrach nämlich das Rad, mit dem sie im Jahre 309 den Märtyrertod erleiden sollte, und sie mußte mit dem Schwert hingerichtet werden. Darum hält sie auf den Heiligenbildern auch nur das Bruchstück eines Rades in der Hand. Analog dazu zerbricht das Katharinenrädlein bei der Reife in fünf Teile und läßt die in zwei Reihen an der inneren Naht angewachsenen Samen herausfallen.

Ehe wir noch weiter in den Grenzbereich zwischen volkskundlicher Botanik und Legende abschweifen, sollen nun die drei wichtigsten Schwarzkümmelarten beschrieben werden.

Nigella sativa

Die grassierende Begriffsverwirrung bei der Benennung des Schwarzkümmels fand erst in der Mitte des 18. Jahrhunderts durch Linnés binäre Nomenklatur ein Ende. Bei der von ihm eingeführten lateinischen Doppelbezeichnung steht der erste Namensteil für die Gattungszugehörigkeit und der zweite für die Art. In unserem Fall bedeutet der Vorname *Nigella* „schwärzlich“, was sich auf die schwarzen Samen bezieht, und die Übersetzung des Nachnamens *sativa* lautet „angepflanzt“. Wir haben es hier also mit der zumeist kultivierten Schwarzkümmelart zu tun.

Der Echte oder Gemeine Schwarzkümmel ist eine 30–50 cm hohe, filigran wirkende Pflanze. Sie hat einen aufrechten, wenig verästelten, etwas rauhhaarigen Stengel. Die Blätter sind zwei- oder dreifach fiederschnittig und haben dadurch Ähnlichkeit mit Doldenblütern, wie Kümmel, Fenchel und Koriander, was sich in solchen Namensformen wie „Römischer Kümmel“, „Fennel Flower“ oder „Schwarzer Koriander“

Die verschiedenen Schwarzkümmel-Arten

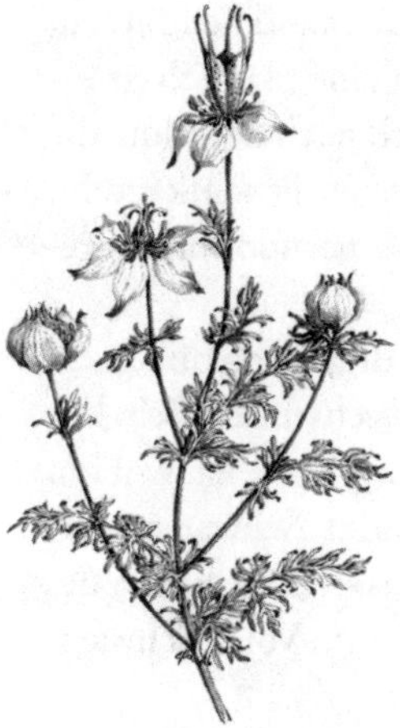

Nigella sativa,
der echte Schwarzkümmel

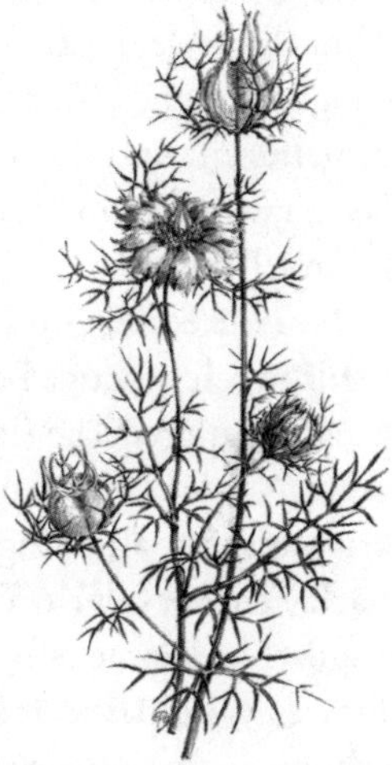

Nigella damascena,
der Gartenschwarzkümmel

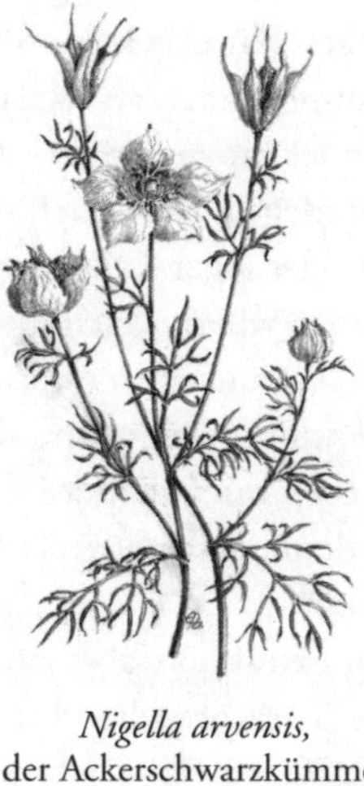

Nigella arvensis,
der Ackerschwarzkümmel

niedergeschlagen hat. Aus den einzeln gipfelständigen Blüten, die milchigweiß sind und zur Spitze hin eine bläulich-grünliche Färbung annehmen, entwickeln sich nach der Blüte die mit rauhen Warzen bedeckten, kugelartigen Fruchtkapseln, die von fünf abstehenden, an Schnäbel erinnernde Spitzen gekrönt werden.

Die schwarzen Samen der *Nigella* sind dreikantig und querrunzlig, sie sehen Zwiebelsamen zum Verwechseln ähnlich. Die Ähnlichkeit der Fruchtkapsel mit der Mohnpflanze hat wohl zu dem botanischen Namen *Papaver nigrum*, also „Schwarzmohn" beigetragen, und die Samen sind früher sogar mit denen des Stechapfels *(Datura)* vermischt worden, die im Volk „Schwarzkümmel" hießen.

Nur die Samen und das aus ihnen gepreßte Öl werden als medizinisch wichtige Bestandteile der Pflanze angesehen; diese Einschätzung schlägt sich beispielsweise auch in dem alten Namen „Nardensamen" nieder. Sie riechen beim Zerreiben sehr aromatisch – allerdings nicht nach Kümmel, sondern eher nach Fenchel oder Anis und erinnern auch an Muskat. Die englischen Namensformen „Fennel Flower" oder „Nutmeg Flower" sind davon inspiriert worden. Der Geruch hat auch schon Assoziationen an Kampfer oder sogar Kajeput geweckt. Vom Geschmack her sind die Samen würzig, leicht bitter und von angenehmer Schärfe, so daß sie früher gerne anstelle von gewöhnlichem Kümmel verwendet wurden und auch als Pfefferersatz dienten. *Poivrette* (etwa mit „kleiner Pfeffer" zu übersetzen) heißt in Frankreich denn auch das zu Pulver zerstoßene arabische Gewürz *Abésodé*.

Aus den Samen läßt sich durch Extraktion, aber auch durch Kaltpressung das fette Öl mit seinen wertvollen Inhaltsstoffen gewinnen, aus dem die Samen zu ca. 35–45 % bestehen.

Dem Schwarzkümmelöl wird eine konzentriertere Wirkung als dem unverarbeiteten Samen nachgesagt. Mittels Destillation kann aus den Samen auch ätherisches Öl gewonnen werden, von dem in *Nigella sativa* ca. 0,5–1,5 % enthalten sind. Es ist von gelblicher bis brauner Farbe, hat einen etwas strengen Geruch und ist auch daran zu erkennen, daß es nicht fluoreszierend ist.

Die ihr zugeschriebenen Heilwirkungen verdankt die *Nigella sativa* wohl der Tatsache, daß ihr ein Inhaltsstoff fehlt – nämlich das Alkaloid *Damascenin,* das beispielsweise in den beiden nachfolgend beschriebenen Arten *Nigella damascena* und *Nigella arvensis* enthalten ist, aber nur in hochkonzentrierter Form genossen schädlich sein soll.

Mindestens 20 verschiedene Varietäten und Kreuzungen des Schwarzkümmels sind in den Küstenländern des Mittelmeers und in den angrenzenden Gebieten sowohl wildwachsend als auch kultiviert verbreitet, darunter *Nigella aristata* und *Nigella orientalis,* die sich durch auffallend hellgrüne Blätter und rotgepunktete gelbe Blüten hervortut und auch gelbliche Samen hat. Überhaupt können sich die verschiedenen Nigella-Arten in ihrem Aussehen ziemlich voneinander unterscheiden: So hat der syrische Schwarzkümmel gegenüber dem ägyptischen recht große, hellblaue Blüten und längere, feinere Blätter. Wir wollen damit zur nächsten Verwandten der *Nigella sativa* übergehen – der *Nigella damascena.*

Nigella damascena

Der Damaszener oder Türkische Schwarzkümmel (engl. „Damask Fennel"), auch als Gartenschwarzkümmel bekannt, ist ebenfalls in den Mittelmeerländern und im Vorderen Orient heimisch. Die Namensgebung verweist hier besonders auf die Türkei und Syrien mit seiner Hauptstadt Damaskus. Diese Nigella-Art wurde aus ihrer ursprünglichen Heimat verpflanzt, wobei sich verschiedene Schmuckformen entwickelten. Sie ist etwa seit dem 16. Jahrhundert zu einer beliebten mitteleuropäischen Gartenzierpflanze geworden. Auch in den Beschreibungen, die man in den alten Kräuterbüchern findet, genießt sie wegen ihrer Attraktivität größere Beliebtheit als die *Nigella sativa*: Sie wird nicht nur häufiger abgebildet als diese, sondern durch das Himmelsblau ihrer rosenähnlichen Blüten und die auffallende Fülle ihrer haarfein wirkenden Blättchen als „hübscher und lustiger" beschrieben. Vor allem aber weckt sie die Assoziation an zarte Mädchen, weshalb sie in der Volksbotanik viele poetische Namen erhalten hat und von Sagen und Legenden umrankt ist. „Lieb Kind hat viele Namen" lautet eine alte Volksweisheit über die Vorzüge der Pflanzenwelt, und gewiß hat die schöne Damaszenerin entscheidend zu den rund 80 Bezeichnungen beigetragen, die es für die Schwarzkümmelarten gibt.

Der Damaszener Schwarzkümmel wird bis zu 75 cm hoch und hat einen aufrechten Stengel mit dunkelgrünen, sehr fein zerschlitzten Blättern mit langen Zipfeln. Diese erinnern nicht nur an Dillkraut, sondern auch an ein zartes Wurzel- oder Haargeflecht. Außerdem werden die Blüten von einem sogenannten Involukrum, einer Hochblatthülle aus fünf ähnlich zerschlitzten Blättern, umgeben, dessen Ähnlichkeit mit einer Spinne in der Schweiz zu der Bezeichnung „Spinnblume" oder „Spillmugge" geführt hat. Die Kelchblätter haben einen milchigweißen Grund, sind aber zur Spitze hin lichtblau gefärbt. Auf den ersten Blick könnte man sie für Blütenblätter halten, doch an ihrer etwas derberen adrigen Beschaffenheit und der ins Grünliche gehenden Farbe sind sie als Kelchblätter zu erkennen.

Vor allem ihrem feinen Blattwerk, das Schlüsse auf ihre empfindsame Natur zuläßt, hat die *Nigella damascena* viele ihrer sehr weiblichen Namen zu verdanken. So ist sie in Deutschland vor allem als die Gartenpflanze „Jungfer im Grünen" bekannt. Damit verknüpft ist die Sage um den Tod des deutschen Kaisers Friedrich I. durch Ertrinken während eines Feldzugs in Kleinasien:

Auf einem Heereszug in das Heilige Land hatte Kaiser Friedrich Barbarossa sein Lager am Ufer des Flusses Kalikaduus aufgeschlagen. Dort ging er des Nachts spazieren und erfreute sich am Gesang einer verführerischen Nixe. Als er ihrer ansichtig wurde – grüne Locken umwallten ihr wunderschönes Gesicht, und sie trug ein blaues Gewand – und nach ihr griff, um ihren Schleier zu lüften, wurde er von ihr mit in die Tiefe gerissen. An der Stelle, wo er verschwunden war, fand König Richard Löwenherz eine Blume, lieblich wie eine Undine – mit feinem grünem Haar und blauem Blütenkleid.

Der Ursprung des Namens „Gretel im Busch" (auch „Gretchen im Grünen" oder „Gretchen in der Heck") wird durch eine alte österreichische Sage erhellt:

In einem Dorfe lebte einmal ein reicher, aber sehr geiziger Bauer, der eine schöne Tochter namens Grete hatte. Gegenüber wohnte ein leider sehr armer Bauer, der einen Sohn namens Hans hatte. Die beiden jungen Leute liebten sich, doch Gretes Vater wachte streng darüber, daß sie sich nicht näherkamen. Da blickte Grete so lange aus ihrem Garten nach dem Burschen und Hans vom Weg aus so lange nach dem Mädel, bis beide in Blumen verwandelt wurden: nämlich zu „Gretel im Busch" und zu „Hansel am Weg" – dies ist der volkstümliche Name für den Vogelknöterich (Polygonum aviculare).

Vielleicht ist auch das englische „Love in a Mist" eine Reminiszenz an diese traurig-schöne Geschichte?

Ein weiterer, sehr bildhafter Name, „Braut in Haaren" (frz. auch *cheveux de Vénus* = „Venushaar"), zeugt davon, daß früher der Übergang vom ledigen zum ehelichen Stand für die Frau mit einem Wechsel der Haartracht verbunden war, z. B. durch eine andere Art des Einflechtens oder der Kopfbedekkung. Bis ins 18. Jahrhundert hinein galt für vornehme Bräute der Brauch, bei der Hochzeit als Zeichen der Jungfräulichkeit „in Haaren" zu gehen, d. h. in aufgelöst herabwallendem Haarschmuck, wie es die folgende Gedichtstrophe beschreibt:

Zur Zeit, als es die Sitte war,
Daß Jungfrauen gingen mit losem Haar,
Da nannte man das „in Haaren gehen";
Daraus der Name ist leicht zu verstehen
Der Blume „Braut in Haaren" …

Aus den recht großen, einfachen oder gefüllten, manchmal weißen, meistens aber hellblauen Blüten, die von ihrer Gestalt her mit Rosenarten wie der „Persian Rose", „Miss Jekyll" oder „Double Blue" Ähnlichkeit haben, entwickelt sich die stark aufgeblasene, bis taubeneigroß werdende Samenkapsel, die durch die bis zur Spitze verwachsenen Fruchtknoten mit waagrecht abstehenden Griffeln fünf Hörner aufgesetzt bekommt. Von dieser auffallenden kapuzenähnlichen Form leitet sich wahrscheinlich die Bezeichnung „Kapuzinerkraut" ab, und es ließe sich weiter spekulieren, ob sich der volkstümliche englische Name „Devil in the Bush" aus Angst vor diesen vielen Hörnern erklären läßt ...

Die in der Balgfrucht enthaltenen Samen sind ebenfalls schwarz, dreikantig und querrunzlig, sie könnten daher von ihrem Aussehen her leicht mit den Samen der *Nigella sativa* verwechselt werden. Beim Zerreiben riechen sie jedoch weniger streng wie bei der *Nigella sativa* nach Muskat oder Kampfer, sondern angenehm nach Erdbeeren oder Ananas, was der Pflanze auch den Namen Erdbeer- oder Ananaskümmel und den Samen die Verwendung als Gewürz in der Konditorei sowie in der Fruchtäther- und Schnupftabakfabrikation eingebracht hat.

Auch das ätherische Öl, dessen Anteil bei 0,37–0,55 liegt, besitzt einen angenehmen Geruch und Geschmack nach Walderdbeeren und erinnert zudem ein wenig an Moschuskörneröl. Das Öl ist gelb und fluoresziert zu einem prachtvollen Blau. Dieses Kennzeichen kann auch zur Unterscheidung zwischen verschiedenen Schwarzkümmelsamen herangezogen werden, die oft miteinander verwechselt und auch vermischt werden: Bei Untersuchung unter gefiltertem UV-Licht fluoresziert nur das Samenpulver von *Nigella damascena* stark bläulich.

In späteren Kapiteln, die sich mit den Anbaugebieten sowie den Qualitätsmerkmalen beschäftigen, wird auf die Unterschiede bei den Schwarzkümmelsamen noch näher eingegangen.

Nigella arvensis

Der Acker- oder Feldschwarzkümmel, auch Wilder Schwarzkümmel, Haber- oder Roßkümmel genannt, soll hier als eine dritte botanische Sorte etwas ausführlicher erwähnt werden.

Diese Varietät erreicht nur eine Größe bis zu 20 cm. Der aufrechte, haarlose Stengel ist von unten an verästelt, so daß sich ein kleiner Busch bildet. Er hat wechselständige gezipfelte Blätter und endständige Blüten mit einem fünfblättrigen Kelch, die hellblau und auf der Außenseite grünlich gestreift sind. Die Verwachsung der 3–5 Fruchtblätter bei der Samenkapsel reicht nur bis zur halben Höhe. Diese ist – im Unterschied zu den beiden anderen Arten – weder rauh noch kugelig aufgebläht, sondern eher länglich mit den schon bekannten Hörnchen, die ihr auch den wissenschaftlichen Namen „Nigella arvensis cornuta" eingebracht haben.

Die Samen des Ackerschwarzkümmels sind ebenfalls schwarz, etwas rauh und dreikantig. Sie haben beim Zerreiben nicht den lieblichen Geruch der reizvolleren „Jungfer im Grünen", sondern erinnern mehr an den würzig herben Charakter der *Nigella-sativa*-Samen. Vermutlich handelt es sich hierbei auch am ehesten um diejenigen Schwarzkümmelsamen, die von den Landleuten zum Räuchern gegen kriechendes Ungeziefer und giftige Tiere eingesetzt wurden – vorzugsweise gegen Spinnen, Skorpione und Schlangen, doch in diesem Zusammenhang werden sogar Hexen erwähnt. Die Blüten überreichten die jungen Mädchen einem ungeliebten Freier, um ihm „durch die Blume" verstehen zu geben, er könne „abschieben" – daher der drastische Volksname „Schabab"!

Wir kommen hiermit auch in den Grenzbereich, wo der Ackerschwarzkümmel als „Unkraut" in den Getreidefeldern wuchert und entsprechend bekämpft wird. Seine Samen galten als bitter- und seifenstoff- sowie alkaloidhaltig und wurden aus dem Getreide ausgesiebt, damit sie nicht ins Mehl gelangten. Der volkstümliche deutsche Name „Radel", in Zedlers Universallexikon mit dem lateinischen Namen *Nigella arvensis* gleichgesetzt, führt jedoch auf eine andere Spur: Als Kornnäglein, Nägleinrose oder Marienrose noch anmutig umschrieben, ist die **Kornrade** ein echtes Ackerunkraut auf Roggen- und Weizenfeldern, das durch die darin enthaltenen Saponine tatsächlich giftig ist und das Mehl bitter macht. Der schon bei Hildegard von Bingen erwähnte Namen *Githerum ratde* für den Ackerschwarzkümmel ist ein Hinweis auf eine solche Verwechslung mit der Kornrade, deren botanischer Name in tückischer Verwirrung *Agrostémma githago* lautet. Dieser Name setzt sich aus *agros*, „Acker" für den Standort, *stemma*, „Kranz" wegen der runden Blütenform, und *gith*, also dem alten arabischen und antiken Namen für „Nigella" zusammen. Auch in anderen Sprachen zeigt sich diese Namensverschiebung vom Schwarzen Ackerkümmel zur Kornrade: Der italienische Name für die Kornrade lautet *gitto*, und im Französischen wird *nigelle* zu *nielle* – ein echtes Getreideunkraut, das *nielle du blé,* die „Gicht des Weizens", verursacht.

Durch flächendeckende Bekämpfung ist der Ackerschwarzkümmel heutzutage, jedenfalls bei uns, inzwischen fast völlig verschwunden.

Die europäische Überlieferung (2. Teil)

Mit diesem botanischen Rüstzeug versehen, können wir die Spurensuche des Schwarzkümmels seit der Neuzeit und bis in die Gegenwart hinein wieder aufnehmen. Dabei soll an dieser Stelle nur ein allgemeiner Überblick über die Geschichte und Verbreitung dieser Pflanze gegeben werden. Einzelne Rezepturen aus der deutschen Volksmedizin werden später mit den Erfahrungen aus der arabischen und indischen Tradition sowie neueren Einnahmeempfehlungen in das Kapitel über spezielle Heilanwendungen aufgenommen.

Das „New Kreutterbuch" des Hieronymus Bock aus dem Jahre 1539 und auch die sich rasch anschließenden Kompendien seiner Nachfolger und Epigonen können sich sowohl auf die antiken Quellen, denen wir bereits begegnet sind, als auch auf die inzwischen schon recht verzweigte mündliche Volksüberlieferung stützen.

Nigella sativa, die sich nach und nach zu immer mehr verschiedenen Arten ausmultipliziert, findet sich nun auch als „schwartzer zahmer Coriander" wieder, so daß wir konstatieren können: Bei den Nigella-Arten wird nun botanisch zwischen „zahmen" (d. h. kultivierten) und „wilden" Sorten unterschieden; außerdem hat eine dieser zahmen Sorten aufgrund ihrer offenkundigen Ähnlichkeit mit den schmalen oberen Blättern des Korianders bei dieser Gewürzpflanze eine Anleihe gemacht, und womöglich hat auch der Volksmund berechtigten Einfluß auf die geschmackliche Zuordnung genommen.

Erstmals wird bei Hieronymus Bock erwähnt, daß die „schönst Nigella", als die wir unschwer die *Nigella damascena* erkennen, „in die Lustgärten gepflanzet" wird, wo sich der Geruch und Geschmack der Samen abzuschwächen beginnt, da sie auch zunehmend verwildert. *Nigella arvensis* dagegen, der eigentlich wilde schwarze Kümmel bzw. Koriander, wird botanisch zwar als „Pseudomelanthium“ entlarvt, in seiner Heilwirkung dem „Melanthium sativum“ jedoch an die Seite gestellt – bis die bereits erwähnte Verwechslung mit der Kornrade ihm zum Verhängnis werden sollte ...

Etwa 200 Jahre nach Hieronymus Bock erscheint 1731 mit dem „Neu vollkommen Kräuter-Buch“ von Jacobus Theodorus Tabernaemontanus die letzte große Heilpflanzen-Enzyklopädie. Sie bietet den umfassendsten Wissensstand dieser Zeit auch über das Heil- und Unkraut Nigella, das hier zwar noch Namen mit den Zusätzen „Koriander“ oder „Melanthium“ trägt, vor allem aber „Nardenkraut“ oder „Nardensamen“ genannt wird – als „Narden“ werden von altersher besonders wohlriechende Pflanzen bezeichnet. Auch von einer *Nigella hispanica* oder *Nigella cretica* als lokalen Pflanzen ist nun nicht mehr die Rede, sondern man hat die Vorzüge des böhmischen *Nardus bohemica* erkannt.

Die verschiedenen Varietäten werden nur unter botanischen Gesichtspunkten, nicht aber nach ihrer offizinellen Wirksamkeit unterschieden. Alle kräuterkundigen Autoren erkennen diese Heilkraft an und stimmen auch darin überein, daß die Samen weder grün noch zu viel oder unnötig eingenommen werden sollen, da sie sich sonst sogar schädlich auswirken können. Bisweilen findet sich sogar die Empfehlung, die „hitzigen und trockenen“ Samen nicht trocken einzunehmen, sondern nur in Brot zu backen, wodurch sie eine Wirkung wie Koriander entfalten.

Etwas seltener wird auch *Melanthium Oleum* erwähnt, also das aus den Schwarzkümmelsamen gepreßte Öl, sowie *Oleum Nigellae*, das durch die klassische Wasserdampfdestillation gewonnene ätherische Öl; beide sind allerdings noch um einiges vorsichtiger als der Samen zu dosieren. Die Fülle der beschriebenen Anwendungen und Rezepturen entspricht im wesentlichen dem traditionell überlieferten Wissen von der „echten Nigella der Alten“. Zu Beginn seines Kapitels über die „Nardensamen“ schreibt Tabernaemontanus:

Die Alten haben davon nur ein Geschlecht beschrieben; wir kennen sechs unterschiedliche. Sie haben jedoch fast einerlei Kraft und Wirkung, das eine übertrifft das andere höchstens in der Stärke und Güte ...

Allerdings ist ihm die Verwechslung zwischen dem wilden Schwarzkümmel und der Kornrade durchaus bekannt, denn er schreibt sogar über die Samen der *Nigella sativa*:

Anstelle dieses Nardensamens ist von vielen Medicis und Apothekern der Samen der Kornrade gebraucht worden, und obwohl dieser Irrtum durch gelehrte Männer offenbar wurde und nunmehr „so klar wie die helle Sonne um den Mittag“, so sind doch noch viel Unerfahrene in der Erkenntnis der Kräuter so in diesem Irrtum verstockt, daß man sie nicht davon abbringen kann.

Ob dieser verhängnisvolle Irrtum mit dazu beigetragen hat, daß eine derart populäre Heil- und Gewürzpflanze wie der Schwarzkümmel bis vor kurzem bei uns jahrhundertelang fast völlig in Vergessenheit geraten konnte? Da er im Orient, von Ägypten über Syrien und die Türkei bis nach Indien und China, dagegen nie seinen sagenhaften Ruhm eingebüßt hat, wäre auch eine weitere Erklärung möglich, der wir im folgenden Kapitel nachgehen wollen.

Was passiert, wenn Samen auf die Reise gehen?

Die mutmaßlichen Folgen einer Verpflanzung

Bei dem Bekanntheitsgrad, den Schwarzkümmel in früheren Zeiten auch in unseren Breitengraden als würzige und heilkräftige Pflanze genoß, stellt sich natürlich die Frage, ob die geheimnisvollen Samen denn aus dem Morgenland importiert wurden. Dagegen spricht vieles: der Gebrauch beim einfachen Volk als Brotgewürz und als offenbar stets verfügbares Hausmittel; die Selbstaussaat der Pflanzensamen, die zu immer größerer Vermehrung, aber auch Verwilderung führte; und schließlich auch die notorische Verwechslung der Varietäten miteinander. Wenn man genauer nachforscht, stößt man in mehreren wissenschaftlichen Untersuchungen darauf, daß *Nigella damascena* nicht nur eine Gartenzierpflanze war und verwildert auf Komposthaufen oder Schutthalden vorkam, sondern ebenso wie *Nigella sativa* bereits zu Anfang des 16. Jahrhunderts auch in Mitteleuropa kultiviert und auf Feldern angebaut wurde. Die Verwendung des Schwarzkümmels als Gewürz mag hierfür vorrangig gewesen sein, doch die frühere offizinelle Nutzung als Heilmittel aufgrund von Wirkstoffen des ätherischen Öls ist ebenfalls in Studien über Arzneipflanzenkultur und Kräuterhandel belegt. Hinzu kommt die bereits erwähnte Verwendung von deutsch-damaszenischem Erdbeer-Schwarzkümmel zur Aromatisierung von Süßspeisen, leckeren Obsttörtchen, Likören und sogar Schnupftabak.

In Deutschland ist der feldmäßige Anbau beider Sorten vor allem in der Gegend um Erfurt belegt. In einem Fachbuch aus der ersten Hälfte unseres Jahrhunderts werden die Anbaumethoden näher beschrieben. Wie es heißt, bevorzugt die Pflanze leichte lehmige Böden ohne frische Düngung. Sie wurde im Frühjahr ab März oder als Nachfrucht im Herbst eingesät. Etwa Ende August waren die Samen reif, was an einer dunklen Färbung der Samenkapseln erkennbar war. Nach der Ernte wurden die Pflanzen noch einige Tage gebündelt liegen gelassen, damit die Samen nachreifen und trocknen konnten. Wenn das Kraut dürr war, wurden sie wie Getreide ausgedroschen und kühl und trocken gelagert.

Im wesentlichen entspricht dies auch den heutigen Anbau- und Verarbeitungsmethoden des Schwarzkümmels in Nordafrika, Westasien und Indien. Wenn man allerdings bedenkt, daß dieses sonnenverwöhnte Gewächs am besten in sehr warmen und niederschlagsarmen Gegenden gedeiht und lockere Sandböden bevorzugt, stellt sich doch die Frage, ob die klimatischen Bedingungen und die Bodenverhältnisse in Mitteldeutschland für eine optimale Entwicklung der kraftvollen Inhaltsstoffe auf Dauer überhaupt geeignet sind bzw. waren. Eigentlich können nur trockene, luftige Umweltwirkungen solche fiederigen, „zerlufteten" Blätter hervorbringen, wie der Kräuterpfarrer Weidinger es so treffend ausdrückt. Noch mehr von den äußeren Bedingungen betroffen sind allerdings die Samen. Schon in den alten Quellen reicht die Charakterisierung der Pflanze von „warm und trocken im zweiten Grad" bis zu „hitzig und trocken im dritten Grad". Wenn in Zedlers Universallexikon (18. Jh.) mehr als ein halbes Dutzend derjenigen Schwarzkümmelarten aufgezählt wird, die medizinisch am meisten verwendet werden, fehlt auch nicht der aufschlußreiche Hinweis:

Den Samen braucht man zur Artzney, und wird selbiger aus Italien verschrieben, weil er viel besser ist als der, so in Deutschland zu wachsen pfleget.

In nördlichen Ländern ist der Samenertrag deutlich geringer, und auch auf salzigen oder sauren Böden gedeiht die Pflanze wesentlich schlechter. Daher ist es nicht verwunderlich, daß sich aus syrischen Schwarzkümmelsamen, die vor einigen Jahren zur Probe in Deutschland ausgesät wurden, weniger kräftige Pflanzen entwickelten; die Samen waren kleiner und runzliger. Bei entsprechenden Versuchen mit ägyptischem Saatgut wurde eine ganz besonders schlechte Keimfähigkeit festgestellt. Damit könnten wir gleichzeitig auch den Schluß ziehen, daß eine deutsche *Nigella damascena*, die vom Mittelmeer oder aus dem Zweistromland an die Flußauen von Unstrut und Saale oder in rheinische Bauerngärten verpflanzt worden ist, sich von der „echten" syrischen Urpflanze auch in ihrer Wirksamkeit erheblich unterscheiden muß. Zusammengefaßt läßt sich sagen, daß sich durch andere Böden, klimatische Verhältnisse und möglicherweise weitere Ursachen insbesondere die Ölqualität erheblich verändern kann. So konnte beispielsweise nachgewiesen werden, daß sich durch eine Kultivierung von Schwarzkümmel unter kühleren Bedingungen das Fettsäurespektrum zugunsten der *gesättigten* Fettsäuren verschiebt.

Schwarzkümmel blüht und gedeiht nicht nur in Ägypten

An dieser Stelle scheint es angebracht, ein paar Anmerkungen zum Thema *„ägyptischer* Schwarzkümmel" einzufügen. Wie aus den bisherigen Darstellungen bereits ersichtlich sein dürfte, hat der Schwarzkümmel nicht nur ein einziges arabisches Ursprungsland, sondern stammt aus einer zwar überschaubaren, aber dennoch ausgedehnten Herkunftsregion. Ebensowenig haltbar scheint die häufig propagierte These, daß ägyptischer Schwarzkümmel die beste Qualität und demnach auch die besten Heilwirkungen habe. In einer Broschüre der Firma *Melasan,* die sogar selbst ägyptischen Schwarzkümmel anbietet, findet sich ein sehr treffender Kommentar dazu:

„Die Heimat des Schwarzkümmels sind die sonnenreichen warmen Länder rund um das Mittelmeer. Die so oft strapazierte Werbeaussage, daß nur der ägyptische Schwarzkümmel bester Qualität entspricht, ist eine jener Geschichten aus 1001 Nacht!"

In der Tat fällt es auch schwer, die ebenfalls propagierten unterschiedlichen „landesspezifischen Wirkungsschwerpunkte" festzustellen. Sollte demnach etwa ägyptischer Schwarzkümmel vorzugsweise krampflindernd auf die Bronchien wirken, syrischer Schwarzkümmel die Milchsekretion fördern und türkischer Schwarzkümmel „nur" gegen Magendrücken helfen? Natürlich spielen unterschiedliche klimatische Bedingungen und die Bodenverhältnisse beim Anbau eine wichtige Rolle. Fast noch wichtiger ist jedoch die sorgfältige Selektion des Saatgutes, das aber nicht länderabhängig ist. Abweichungen bei den Analyse-Ergebnissen, zum Beispiel im Hinblick auf das Fettsäurespektrum oder den Anteil an Vitaminen und Mineralstoffen, lassen sich zum einen durch unterschiedliche

Samenarten und möglicherweise sogar durch eine Fehlbestimmung von Varietäten als vermeintlich echtem Schwarzkümmel erklären; zum anderen sind sie aber auch auf die unterschiedliche Sorgfalt bei den Produktionsmethoden zurückzuführen, wie im folgenden Kapitel noch näher ausgeführt werden wird.

Auch das vom Berliner Arbeitskreis Immunologie (AI) vertretene Argument, wonach nur für den ägyptischen Schwarzkümmel bestätigte Heilwirkungen bekannt seien, kann leicht widerlegt werden. Abgesehen davon, daß solche Wirkungen schon lange aus der Erfahrungsheilkunde bekannt sind, wurde bereits in den Jahren 1991–1995 von den beiden syrischen Ärzten Dr. Refai und Dr. Yahia eine überwachte Studie mit Schwarzkümmel aus syrischem Anbau veranlaßt. Die dafür notwendigen klinischen Studien wurden sowohl in Deutschland als auch parallel dazu in Syrien, die Laboruntersuchungen nur in Deutschland durchgeführt. Hierfür wurde ein besonders schonend hergestelltes und auch entsprechend mildes, fast angenehm schmeckendes Schwarzkümmelöl verwendet. Darin fehlten weder besonders gehalt- oder wertvolle Inhaltsstoffe noch konnten bei den Wirkschwerpunkten irgendwelche gravierenden Abweichungen gegenüber ägyptischem Schwarzkümmelöl festgestellt werden.

Auch in der Türkei sind zahlreiche moderne wissenschaftliche Untersuchungen durchgeführt worden, worüber das Literaturverzeichnis im Anhang des Buches Aufschluß gibt.

Im Vorderen Orient gibt es die Gleichsetzung von Nigella sativa mit *ägyptischem* Schwarzkümmel nachweislich nicht. Dagegen ist bekannt, daß von Ägypten bei Lieferengpässen Schwarzkümmel aus Syrien und der Türkei bezogen wird. Ebenso wird beispielsweise syrischer Schwarzkümmel in dem fruchtbaren Schwemmland am oberen Nil kultiviert. Nach Ägypten gibt es inzwischen auch in Syrien und Pakistan Schwarzkümmel (Öl) aus kontrolliert biologischem Anbau. Bei der großen Akzeptanz, die dieser wertvolle Helfer aus der Natur inzwischen auch im Westen genießt, wäre es wünschenswert, das Augenmerk zum Wohl der Allgemeinheit mehr auf höhere Qualitätsanforderungen als auf fragwürdige Werbestrategien gegen mißliebige Konkurrenten zu richten.

Tradition und Moderne wirken zusammen

Wissenswertes über Anbau, Samengewinnung und Ölpressung

Schwarzkümmel wird heute vor allem in Ägypten, im Sudan und in Äthiopien, in einigen Mittelmeerländern, in Syrien und der Türkei, im Irak, in Iran, Pakistan und Indien angebaut. Aufgrund der großen Nachfrage im Westen sind neuerdings auch die USA zu einem Anbauland avanciert. In den meisten dieser Länder herrschen ideale Wachstumsbedingungen, nämlich ein warmes, sehr sonniges und trockenes Klima sowie die geeigneten Bodenverhältnisse, damit die Pflanze die kraftvollen Inhaltsstoffe in ihren Samenkapseln optimal entwickeln kann. Schwere, fette Böden oder eine kalte Witterung bekommen der Pflanze nicht, durch zu große Luftfeuchtigkeit erhöht sich die Gefahr von Pilzbefall und anderen Pflanzenschädlingen. Der Anbau erfolgt häufig noch nach traditionellen Bedingungen, was bei den Produktangaben als *„konventioneller Anbau"* bezeichnet wird. Nach anfänglichen Schwierigkeiten und Umstellungsproblemen, als der hiesige „Schwarzkümmel-Boom" noch in den Kinderschuhen steckte, haben sich inzwischen jedoch auch biologische Methoden etablieren können. Zumindest in Ägypten, Syrien und Pakistan gibt es bereits Schwarzkümmel aus *kontrolliert biologischem Anbau (kbA),* zum Teil in Demeter- und Naturland-Qualität und von Ecovert zertifiziert.

Mit zunehmender moderner Erforschung und wissenschaftlicher Untersuchung des Schwarzkümmels, seiner Anwendungsmöglichkeiten und Wirkungen sind auch die Erkenntnisse über geeignete Methoden beim Anbau und in der Ölgewinnung vielfältiger geworden. Schwarzkümmel kann von der Aussaat bis zur Endverarbeitung ohne Chemie auskommen, wenn bestimmte Regeln berücksichtigt werden, und bei der Ölgewinnung ist insbesondere auf Kaltpressung und Schutz vor Oxidation zu achten.

Schwarzkümmel ist eine einjährige Pflanze. Der Zeitpunkt für die Aussaat ist länder- und wärmeabhängig. Meistens erfolgt sie zwischen September und November, kann aber auch in den Winter hineinreichen und z. B. in Syrien bis in den Februar gehen. Regional bedingt, gibt es außerdem Länder mit zwei Ernten, im Frühjahr und im Herbst. Bis zur Blütezeit werden die Pflanzen bewässert, aber nicht mehr von dem Zeitpunkt an, wenn sich die Fruchtkapsel zu bilden beginnt, damit der Samen trocken bleibt. Im Sommer, meistens im Juli, kann nach der Blüte geerntet werden, sobald sich die Kapseln dunkel färben und die Pflanzen zwar noch grün sind, die Blätter aber bereits von unten her abzusterben beginnen – ein sicheres Zeichen dafür, daß die Kraft der Pflanze nun in die Samenkapsel übergeht.

Die Pflanzen werden 5 cm über dem Boden abgesichelt. Wichtig ist, daß sie abends oder vor Sonnenaufgang, wenn die Samenkapseln noch keinen Tau aufgenommen haben, geschnitten werden. Eher selten sind auch Hinweise auf den Zeitpunkt der Ernte zu bestimmten Mondständen zu finden. Die Pflanzen werden dann gebündelt und im Schatten auf großen Tüchern zum Trocknen ausgebreitet. In dieser Zeit sollen die Pflanzenbündel oft hin- und hergewendet werden. Nach etwa einer Woche springen die Samenkapseln von selbst auf, und die Samen können, wie Getreide, ausgedroschen werden. Das weitere Vorgehen hängt davon ab, ob sie als ganze

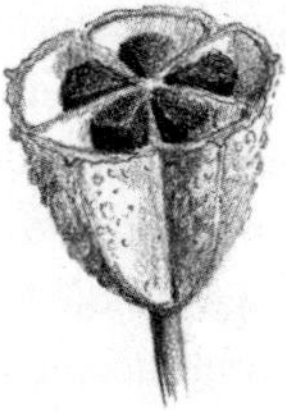

Querschnitt der Samenkapsel
(Sammelbalgfrucht)

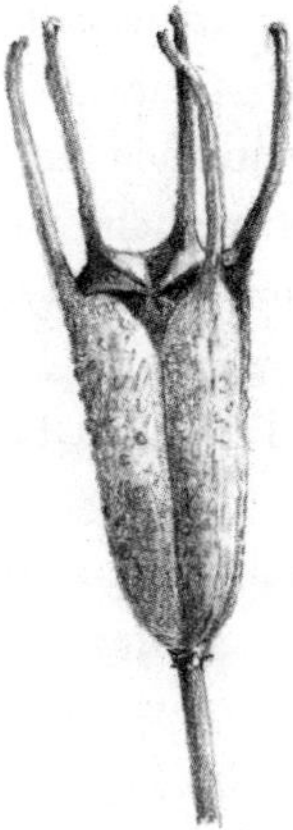

Samenkapsel (vergr.)
der *Nigella sativa*

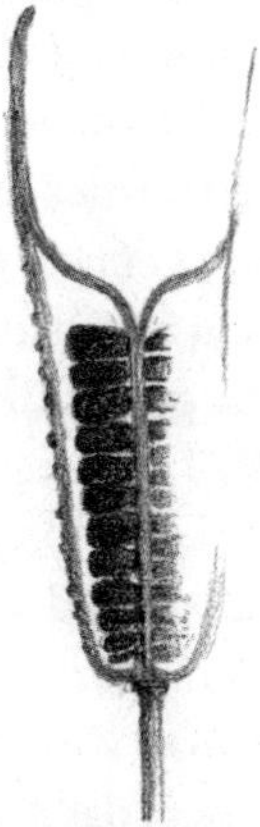

Längsschnitt
der Samenkapsel

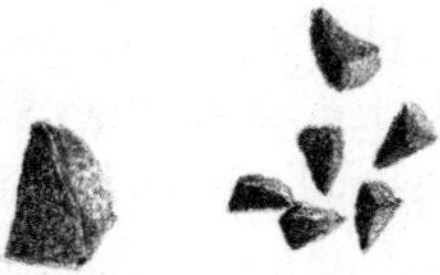

Schwarzkümmelsamen (dreikantig und querrunzlig)

Samen verkauft werden oder entweder direkt vor Ort oder im Verbraucherland zu Öl gepreßt werden.

In Ägypten wird Schwarzkümmel auf großen Ackerflächen im Süden am oberen Nil sowie in ausgesuchten Oasen inmitten der arabischen Wüste angebaut. Das Interesse des gesundheitsbewußten Westens, wo vor allem Schwarzkümmelöl als Nahrungsergänzung Verwendung findet und durch entsprechende Analysen überprüft wird, dürfte eine gute Motivation für den Anbau und die Verarbeitung „nach biologischen Grundsätzen" bieten. Die uralten Ölmühlen mit Quetschsteinen aus Rosengranit und hölzernen Handpressen (und die damit verbundenen Vorstellungen vom archaisch einfachen, aber dafür ganzheitlichen Leben) dürften mittlerweile – zumindest teilweise – der Vergangenheit angehören, denn zumal die westlichen Handelspartner haben ein Auge auf die hygienischen Verhältnisse, unter denen die hochempfindlichen Schwarzkümmelsamen zu dem für Oxidation sehr anfälligen Öl gepreßt werden. Das gleiche gilt für die Bedingungen beim Filtrieren und Abfüllen, bei der Lagerung und beim Transport.

Tatsächlich sind aus den traditionellen Erfahrungen mit Anbau und Weiterverarbeitung wertvolle Impulse zu übernehmen. Dazu gehört beispielsweise der natürliche chemiefreie Anbau von Schwarzkümmel im Fruchtwechsel mit Leguminosen, das heißt nicht als Monokultur, sowie die Verwendung von eigenem, sehr keimfähigem und ungebeiztem Saatgut. Erstrebenswert wäre hier die Verbindung von traditionell orientalischer Kultur mit dem westlichen Standard bestimmter Qualitätsanforderungen, die durch Laboruntersuchungen gestützt werden.

Kaltpressung ohne Lösungsmittel

Auch wenn natürlich der Schwarzkümmelsamen schon alle wertvollen Inhaltsstoffe enthält, die sowohl in seinem fetten als auch in seinem ätherischen Öl konzentriert sind, müßte man doch eine recht große Menge an Samenkörnern verzehren, um dieselbe Wirkung wie mit der Einnahme von 1 Teelöffel Öl zu erzielen. Für Schwarzkümmelöl in der Qualität, wie es zur Nahrungsergänzung gebraucht wird, muß das native Öl, obwohl der Ertrag hierbei geringer ist, durch Kaltpressung gewonnen werden, da die wertvollen ungesättigten

Fettsäuren durch höhere Temperaturen zerstört würden. Selbstverständlich muß es sich hierbei um eine sogenannte „Erstpressung“ handeln, wobei weder der „Ölkuchen“ aus zerdrückten Schrotrückständen nochmals durch Lösungsmittel ausgewaschen und weiterverarbeitet noch das native kaltgepreßte Öl durch Öle von weniger empfehlenswerter Qualität „verlängert“ werden darf.

Bei der herkömmlichen Ölpressung werden zur Extraktion organische oder chemische Lösungsmittel verwendet. In einem vor mehreren Jahren in Ägypten erschienenen Buch über Schwarzkümmel wird z. B. die Ölauszugsmethode mit Hexan, einem Bestandteil von Petroleum, als Lösungsmittel beschrieben: Der zerkleinerte Schwarzkümmelsamen wird 6–8 Stunden in mit Hexan (Petroleum) gefüllte Behälter gegeben und dabei ständig bewegt. Durch Erhitzen auf 35–40° C (die Temperatur kann nach anderen Angaben sogar bis 60° C erreichen) verflüchtigt sich dann das Hexan (Petroleum) und das *fette* Öl bleibt zurück (das *ätherische* Öl wird durch Wasserdampfdestillation gewonnen). Der Gedanke an ein möglicherweise derart gewonnenes *Nahrungs*ergänzungsmittel ist ... hmm, was würden Sie denn dazu meinen?

Um einen solchen Unsicherheitsfaktor auszuschließen, holen manche Importeure die Samen nach Deutschland, um sie hier unter Aufsicht pressen zu lassen. Damit ist gewährleistet, daß das Öl kaltgepreßt ist und nicht durch häufiges Umfüllen Qualitätseinbußen erleidet, vor allem durch Oxidation. Die langen Transportwege und die Lagerungsprobleme bleiben aber trotzdem bestehen, denn nicht nur das Öl, auch die Samen des Schwarzkümmels sind hochempfindlich gegenüber Umwelteinflüssen und anfällig für Oxidation (man denke nur an ranzig gewordene Nüsse!).

Den Vorteilen einer Ölpressung in Deutschland steht demgemäß der Nachteil gegenüber, daß der Samen nicht erntefrisch gepreßt und das Öl somit auch nicht direkt filtriert und abgefüllt werden kann. So kommt es, daß manche Fachleute es als ideal ansehen, wenn Anbaugebiet und Pressung räumlich dicht beieinander liegen, damit in diesem Stadium keine unnötigen Lagerzeiten und langen Transportwege anfallen. Durch strenge Überwachung all dieser Faktoren kann eine Qualitätsgarantie besser gewährleistet werden.

Die Gefahren des Sauerstoffs

Zu Oxidation kommt es, wenn Luftsauerstoff Doppelbindungen in ungesättigten Fettsäuren angreift, wodurch sich deren Struktur verändert. Dabei können Fettsäuren mit weniger bekömmlichen Eigenschaften, wie die Eruca- oder Behensäure, entstehen, und die positive Wirkung eines pflanzlichen Fettes oder Öles mit einem hohen Anteil an essentiellen Fettsäuren kann nicht nur vermindert, sondern sogar schädlich werden. Außerdem kommt es durch Peroxidbildung zur Entstehung von instabilen Sauerstoffmolekülen, als „freie Radikale" bezeichnet, die sich gewebeschädigend auswirken können und mit vielen gesundheitlichen Störungen in Zusammenhang gebracht werden.

Über den Oxidationsgrad gibt in der Analyse die Peroxidzahl Auskunft. Sie zeigt an, wieviel Milliäquivalent Sauerstoff in 1.000 Gramm einer Substanz nachweisbar sind. Sie bezeichnet die durch Oxidationsprozesse gebildete Menge an Peroxiden und damit den Frischezustand eines Öles oder Fettes, und sie ist auch ein Hinweis auf den Wirkungsverlust von fetteigenen Antioxidantien. Der Grad der Oxidation entscheidet über einen reineren Geschmack und eine größere Bekömmlichkeit.

Nach Meinung einiger neuerer Forschungen kann allerdings von der Peroxidzahl *nicht ohne weiteres* auf die Frische bzw. den Fettverderb des Öls geschlossen werden. Dies hängt auch mit dem Vorhandensein von Terpen-Verbindungen im ätherischen Öl zusammen, die ansonsten in fetten Ölen fehlen, jedoch ebenfalls zur Peroxidbildung im Schwarzkümmelöl beitragen.

Oxidation kann durch Ausschluß von Sauerstoff oder durch Zugabe von Antioxidantien verhindert oder zumindest stark reduziert werden. Bei Antioxidantien handelt es sich um organische Verbindungen, beispielsweise Tocopherole wie Vitamin E, die Öle und Fette vor unerwünschten Veränderungen bewahren können. Schwarzkümmelöl selbst hat einen relativ niedrigen Vitamin-E-Gehalt, woraus sich auch seine geringe oxidative Stabilität erklärt. Bei Temperaturbelastungstests steigt die Peroxidzahl verhältnismäßig schnell an und erreicht schon nach wenigen Tagen Werte, die es nicht mehr für den Verzehr geeignet erscheinen lassen. Außer Vitamin E (Tocopherol) werden dem Schwarzkümmelöl daher auch Vitamin A (Beta-Carotin) sowie Curcuma als natürliche Antioxidantien zur längeren Haltbarmachung zugesetzt. Außerdem hat der Zusatz dieser Vitamine noch einen weiteren Vorteil: Sie werden bei entzündlichen Prozessen aufgebraucht, da sie als „Radikalenfänger" wirken, so daß eine erhöhte Zufuhr bei allergischen oder autoaggressiven Erkrankungen sehr empfehlenswert ist.

Im Falle des Schwarzkümmels kann eine Oxidation von Samen und Öl durch folgende Sicherheitsmaßnahmen reduziert werden:

- Ölpressung nach modernsten Verfahren unter Sauerstoffausschluß, um Oxidationsvorgänge und damit den Zerfall wertvoller Substanzen nach Möglichkeit zu reduzieren;
- Behandlung des Öls mit Stickstoff und einem Zusatz von Vitamin E (dieser muß allerdings gering sein, da sonst der gegenteilige Effekt entsteht) als Antioxidantien;
- Verwendung von Transportbehältern, die aus einem speziell dafür geeigneten Material bestehen und mit einem inerten Gas (Stickstoff, Kohlensäure) gefüllt sind;
- die Behälter *vollständig* mit dem Transportgut füllen;
- für Lichtausschluß sowie
- eine kühle und trockene Lagerung sorgen.

Bei Laboruntersuchungen von „traditionell“ hergestellten Schwarzkümmelölen wurden folgende Eigenschaften festgestellt:

- ein unangenehmer, fast bitterer bis ranziger Geschmack
- Aussehen trüb, dunkelgelb und dickflüssig

Die parallel durchgeführten klinischen Studien ergaben folgende Nebenwirkungen:

- Übelkeit, Kopfschmerzen, Leibschmerzen, Durchfälle, allergische Hautsymptome

Dafür wurden folgende Gründe ermittelt:

- geschmackliche Veränderung durch die Verwendung von Hexan oder anderen chemischen Lösungsmitteln unter Einsatz von hohen Temperaturen mit 50° und mehr

- weitere unerwünschte Geschmacksqualitäten durch Oxidationsprozesse aufgrund von zu langem Ausgesetztsein an der Luft
- Trübung und Dickflüssigkeit des Öls durch die Verwendung von groben anstelle feinerer Filter (von 5–20 Mikrometer).

Schwarzkümmel: wie er wirkt und warum er heilt

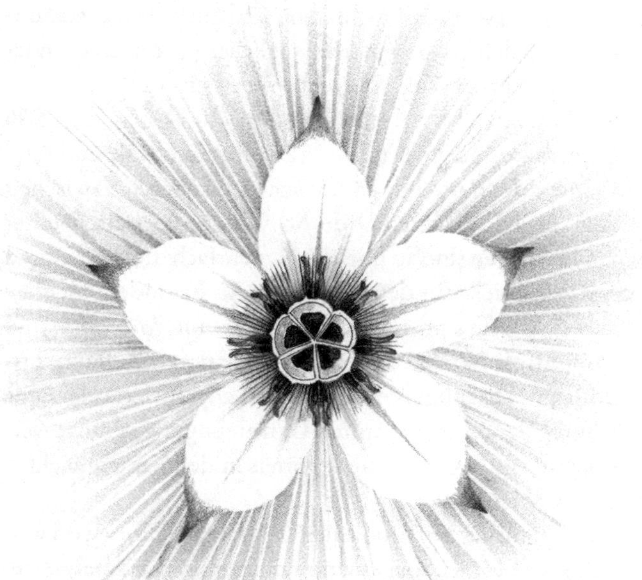

Die wirksamsten Inhaltsstoffe

Von den insgesamt mehr als hundert Inhaltsstoffen im Samen des Schwarzkümmels, der als Komplexmittel wirkt, sind viele auch heute noch nicht oder nicht erschöpfend erforscht. Aus den bislang bekannten Substanzen lassen sich jedenfalls manche Therapieerfolge nicht völlig erklären. Eher noch läßt sich die Wirkung aus einem „Synergieeffekt" von Bestandteilen im fetten Öl und im ätherischen Öl sowie einiger Spurenelemente ableiten. Etwa 6 % der Inhaltsstoffe sind noch weitgehend unbekannt, auch hier können sich möglicherweise noch ein oder mehrere hochwirksame Faktoren verbergen.

Im Schwarzkümmelsamen sind ca. 20 % Eiweiß, 35 % Kohlehydrate und 35 % bis zu 45 % pflanzliche Öle und Fette enthalten; der Anteil des ätherischen Öls beträgt zwischen 05,–1,5 %. Die im fetten Öl des Schwarzkümmels nachgewiesenen Fettsäuren sind zu über 50 % mehrfach ungesättigt und damit „essentiell" für den Menschen. Als besonders wichtige Einzelwirkstoffe sind außerdem das Saponin *Melanthin* und der Bitterstoff *Nigellin* zu nennen; beide sind mitverantwortlich für die verdauungsfördernde und allgemein ausleitende Wirkung, die auch zur sanften Darmreinigung genutzt werden kann. Auch Gerbstoffe konnten in den Samen nachgewiesen werden.

In einer türkischen Studie der Universität Ankara wird weiterhin erwähnt, daß bei einer phytochemischen Analyse der Inhaltsstoff Beta-Sitosterin isoliert worden sei; er wird neben Linolsäure sogar als wichtigster Wirkstoff im Schwarzkümmelöl bezeichnet. Bei Sterinen handelt es sich um aromatische Alkohole, die tierischer oder pflanzlicher Herkunft sein können. Interessanterweise ist *Beta-Sitosterin* als pflanzliches Sterin

u. a. dafür bekannt, den Cholesterinspiegel zu senken (Cholesterin, das bekannteste Sterin überhaupt, ist tierischer Herkunft). Außerdem ist Beta-Sitosterin allgemein sekretionsfördernd.

Auf einige ätherische Wirkstoffe, hier vor allem *Nigellon* und *Thymochinon*, wird unter anderem die entzündungshemmende, bronchienerweiternde und allgemein schmerzstillende Wirkung zurückgeführt; sie müssen sich diesen Vorzug allerdings mit den mehrfach ungesättigten Fettsäuren teilen, die nämlich eine wirklich *essentielle* Rolle bei der Regulierung des gesamten Stoffwechsels und der Hormonproduktion spielen.

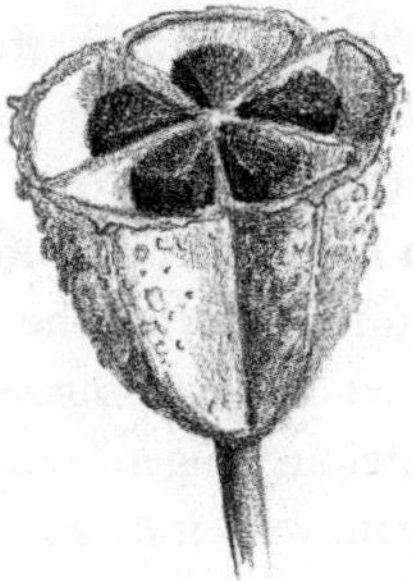

Das fette Öl

Das aus den Schwarzkümmelsamen gepreßte fette Öl von hervorragender Qualität enthält über 80 % ungesättigte Fettsäuren. Hier sind besonders die Ölsäure, eine einfach ungesättigte Fettsäure mit einem Anteil von 20–25 %, und die Linolsäure, eine mehrfach ungesättigte Fettsäure mit einem Anteil zwischen 50 und 60 %, zu nennen. In den letzten Jahren sind bereits das Nachtkerzen- und das Borretschöl durch ihren hohen Gehalt an mehrfach ungesättigten Fettsäuren und ihre daraus abgeleitete Heilwirkung bekanntgeworden. Schwarzkümmelöl kann ihnen zur Seite gestellt werden, hat jedoch durch weitere Inhaltsstoffe und deren einmalig günstige Zusammensetzung eine andere synergetische und sogar noch vielseitigere Wirksamkeit.

Die in der Nahrung enthaltenen Fette sind Verbindungen aus verschiedenen Fettsäuren mit Glycerin. Je nach ihrem Molekülaufbau unterscheidet man gesättigte Fettsäuren, die aufgrund ihrer Einfachbindungen eher „reaktionsträge" sind, und einfach oder mehrfach ungesättigte Fettsäuren, die durch Doppelbindungen mit anderen Stoffen neue Verbindungen eingehen können und für zahlreiche Lebensfunktionen eine wichtige Rolle spielen. Bildlich umgesetzt, sind gesättigte Fettsäuren die „nicht heiratsfähigen", einfach ungesättigte Fettsäuren die „monogam verheirateten" und mehrfach ungesättigte Fettsäuren die „polygamen oder vielehigen" mit zwei oder bis zu vier Partnern. Wenn zwei ungesättigte Doppelbindungen nebeneinanderliegen, wie dies beispielsweise bei der Linolsäure der Fall ist, addieren sich diese Kräfte zu einer sogenannten „Elektronenwolke"; darunter ist eine besondere elektrische Ladung zu verstehen, die im Organismus eine Neuaufladung der lebenden Substanz hervorruft.

Diejenigen mehrfach ungesättigten Fettsäuren, die lebenswichtig sind und dem Körper, vorwiegend aus Fetten und Ölen pflanzlicher Herkunft, mit der Nahrung zugeführt werden müssen, werden auch als *essentielle* Fettsäuren bezeichnet. Streng genommen gehören nur die Linol- und die Linolensäure dazu, da diese nicht vom Organismus aufgebaut werden können, während die ebenfalls als „essentielle Fettsäure" geltende hochungesättigte Arachidonsäure auch aus Linolsäure im Körper synthetisch gebildet werden kann. Dafür sorgt beim Schwarzkümmelöl der hohe Anteil von bis zu 60 % Linolsäure, der sich aus den Analysen nachweisen läßt. Außerdem entstehen auf dem Weg dieser körpereigenen Biosynthese über die Gamma-Linolensäure als Zwischenstufe wichtige hormonähnliche Substanzen, die *Prostaglandine*, die einen besonderen Anteil an der Regulierung des Immunsystems haben. Doch davon später, denn wir wollen uns zunächst mit den vielfältigen Aufgaben der ungesättigten Fettsäuren im Körper und auch damit beschäftigen, welche Folgen ein Mangel an ihnen hervorrufen kann.

Die essentiellen Fettsäuren

Die ungesättigten Fettsäuren gehören zu den Vitalbausteinen der Zellen, insbesondere der Zellmembranen und der Zellatmung. Sie sind unentbehrlich für die Membranfunktion, für die Entwicklung und Funktion von Gehirn und zentralem Nervensystem sowie für ein ungestörtes Wachstum. Sie spielen eine bedeutende Rolle beim Transport des Sauerstoffs in die Zellen und für seine Speicherung in den Zellmembranen. Als wichtiger Faktor für die innere Atmung wirken sie ebenso gegen Oxidation wie auch Sauerstoffmangel und eine verminderte Zellatmung, die als günstiger Nährboden für die Entgleisung von Bakterien zu pathogenen Keimen gilt: Bei längerer Schädigung wird die Zelle zur gärenden Zelle und der Atmungsstoffwechsel zum Gärungsstoffwechsel – dies wird auch als ein Faktor für die Entstehung von Krebs angesehen.

Im Gegensatz zu den gerade geformten und klebrigen gesättigten Fettsäuren und den durch Erhitzungs- und Härtungsprozesse entstehenden Trans-Fettsäuren bewirkt die gekrümmte Form der ungesättigten Fettsäuren, daß sie sich nicht miteinander verknäulen können, schlüpfrig sind und die Arterien daher nicht verkleben. Sie haben die Eigenschaft, sich in sehr dünnen Schichten auszubreiten, was als Oberflächen-Aktivität bezeichnet wird. Darauf beruht die Möglichkeit, beispielsweise Giftstoffe an die Oberfläche der Haut zu transportieren, wo sie ausgeschieden und entfernt werden können.

Die ungesättigten Fettsäuren spielen auch eine wichtige Rolle bei der Aufrechterhaltung und Aktivierung eines geregelten Stoffwechsels. Sie sorgen beispielsweise für eine ausreichende Fett- und Eiweißverbrennung in den Körperzellen, vor allem auch bei der Umwandlung der vorzugsweise aus tierischen Fetten stammenden gesättigten Fettsäuren, wodurch sie der Ablagerung von überschüssigen Fetten im Gewebe entgegenwirken. Außerdem können Störungen im Fettstoffwechsel durch Insulinmangel ausgeglichen und ein erhöhter Cholesterinspiegel im Blut gesenkt werden. Durch die Steigerung der Gallensekretion können Gallenleiden und eine Funktionsschwäche der Leber günstig beeinflußt werden. Positive Wirkungen auf die Blutzirkulation sowie auf das Hormon- und das Immunsystem sind ebenfalls festzustellen.

Ein Mangel an derart essentiellen Vitalbausteinen muß zwangsläufig zu gesundheitlichen Störungen führen. Bei

Säuglingen, die keine Muttermilch bekamen, sondern synthetisch hergestellte Säuglingsnahrung mit einem zu geringen Gehalt an essentiellen Fettsäuren, wurde bei einer in den 50er Jahren durchgeführten Untersuchung eine trockene, schuppige Haut mit der Neigung zu Ekzemen und Ausschlägen festgestellt – Symptome, die mit der Zugabe von essentiellen Fettsäuren bald verschwanden. Durch weitere Untersuchungen, auch an Erwachsenen, konnte nachgewiesen werden, daß ein solcher Mangel nicht nur zu Hautschuppenbildung, Psoriasis und Geschwüren führt, sondern auch Wachstumshemmungen und Störungen im Zentralnervensystem verursachen kann.

Die für den Allergiker notwendige vermehrte Zufuhr von essentiellen Fettsäuren kann nicht ausreichend über die normale Ernährung erfolgen. Die längerfristige konsequente Nahrungsergänzung mit geeigneten Pflanzenölen bessert die verschiedenen allergischen Symptome in bis zu 90% der Fälle. Durch die zusätzliche Einnahme von Enzymen und Radikalenfängern (z. B. Antioxidantien wie die Vitamine A, C und E) werden die immunologischen Wirkungen nachhaltig gesteigert.

Essentielle Fettsäuren gehen aufgrund ihres Molekülaufbaus leicht Verbindungen mit anderen Stoffen ein und werden im Körper weiter umgewandelt zu äußerst aktiven Substanzen im Stoffwechselgeschehen. Dies bringt uns zu dem faszinierenden Thema der *Prostaglandine*, hormonähnlichen Substanzen, die an dem wieder neuentdeckten Ruhm von Schwarzkümmelöl durch die Regulierung von Immun- und Hormonsystem und dadurch z. B. bei der Behandlung allergischer Symptome und des Prämenstruellen Syndroms wesentlich beteiligt sind.

Die Prostaglandine

Für die Erforschung der Prostaglandine wurde 1982 der Nobelpreis für Medizin verliehen. Gleichzeitig sprach man von der Möglichkeit, durch die Prostaglandine sowohl in der Biologie als auch auf dem Gebiet der praktischen Medizin eine Revolution herbeizuführen. Hat sich davon schon etwas bewahrheitet?

Die *Prostaglandine* kommen nicht nur, wie der Name andeutet, in der Prostata, sondern im gesamten Organismus vor; sie sind allerdings im Sperma und in der Muttermilch in der größten Konzentration enthalten. Sie werden im Organismus nicht gespeichert, sondern durch Nervenreizung oder Botenstoffe freigesetzt, haben nur eine kurze Lebensdauer und wirken als „Gewebshormone" auf die Zellen in ihrer unmittelbaren Umgebung. Der Organismus bildet sie an Ort und Stelle und nur dann, wenn sie benötigt werden. Da essentielle Fettsäuren an ihrer Entstehung wesentlich beteiligt sind, kann eine vermehrte Zufuhr geeigneter pflanzlicher Öle und Fette diese körpereigene Synthese wirksam unterstützen.

Bis heute sind bereits über ein Dutzend Prostaglandine bekannt, die allgemein eine wichtige Rolle für die Funktion des Blutes und das gesamte Stoffwechselgeschehen spielen. Ihre Wirkung ist jedoch durchaus nicht immer positiv, wie oft und gerne vermittelt wird, sondern kann auch genau gegenteilig sein, denn es gibt zwei verschiedene Arten von Prostaglandinen: Die der ersten Reihe wirken entzündungshemmend und als Schutz für die Zellen, während die der zweiten Reihe das Entzündungsgeschehen sogar fördern und aufrechterhalten. Unumstritten gilt *Prostaglandin E1* als hochaktive Substanz mit günstigem Einfluß auf die Regulierung zahlreicher Körperfunktionen in Verbindung mit dem Immun-, dem Hormon- und dem Nervensystem. Diese kommt u. a. zustande durch die Wirkung auf die Ausschüttung von Hormonen, Botenstoffen und Schleimstoffen (Mucoiden), die Normalisierung der Zellatmung, die Kontrolle der glatten Muskulatur (Bronchien, Blutdruck, Uterus) etc.

Um es vereinfacht darzustellen, entsteht Prostaglandin E1 im Körper durch biochemische Umwandlung von Cis-Linolsäure zu Gamma-Linolensäure und Dihomo-Gamma-Linolensäure als Zwischenschritten. Die wertvolle Gamma-Linolensäure, die zwar in der Muttermilch vorhanden ist, kommt sonst in der Natur nur sehr selten vor, z. B. in den Pflanzensamen der Nachtkerze und des Borretschkrautes. Da die mit der Nahrung aufgenommene Linolsäure, ebenso wie manche Vitamine, selbst keine biologische Aktivität besitzt, sind bestimmte Enzyme für die Umwandlung in Gamma-Linolensäure als stoffwechselaktive Substanz erforderlich. Bei einer Hemmung in der Enzymbildung, die oft durch solche Störfaktoren wie falsche Ernährung, Allergene, aber auch psychische Belastung und den Alterungsprozeß verursacht wird, muß unbedingt für entsprechende Gegenmaßnahmen gesorgt werden. Auch die ausreichende Zufuhr von Vitamin B, Vitamin C und den Spurenelementen Mangan, Kupfer und besonders Zink ist wichtig, damit im Körper aus der Gamma-Linolensäure vor allem Prostaglandine der ersten Reihe, wie Prostaglandin E1, gebildet werden.

Prostaglandin E1

- wirkt regulierend auf die Gehirnfunktionen, die Nervenleitung und die Freisetzung von Transmittersubstanzen und Botenstoffen
- trägt zur Senkung des Blutdrucks und zur Gefäßerweiterung bei und verhindert die Verklumpung der Blutplättchen
- reguliert das Immunsystem und aktiviert die T-Lymphozyten, die für die Körperabwehr von Krankheiten entscheidend sind
- hemmt allergische Prozesse
- normalisiert entzündete Haut
- wirkt bronchienerweiternd
- steigert die Hormonsekretion, z. B. beim Schilddrüsenhormon und Insulin
- reguliert die weiblichen Sexualhormone, vor allem in der Gelbkörperphase des Zyklus, in der Schwangerschaft und in den Wechseljahren
- wirkt entzündungshemmend, indem es die Freisetzung von bestimmten Enzymen und auch Prostaglandinen der zweiten Reihe verhindert, die an der Entstehung von Entzündungen beteiligt sind bzw. sein sollen.

Prostaglandine sind nicht gleich Prostaglandine

Bei den Prostaglandinen handelt es sich um relativ neuentdeckte Substanzen, deren Wirkungsweise noch nicht vollständig erforscht ist. Selbst die Fachliteratur äußert sich widersprüchlich über die Wirkung von *Prostaglandin E2* und die an seiner Entstehung beteiligte *Arachidonsäure*. Eine pharmakologische Studie des King's College in London von 1994 erbringt jedenfalls den Nachweis, daß Schwarzkümmelöl eine selektiv hemmende Wirkung auf einige Enzyme und damit auf die Synthese bestimmter Prostaglandine hat, wodurch es entzündlichen Prozessen, wie Rheuma, Gelenkentzündungen und Bronchialasthma, entgegenwirken kann.

Wenn die Linolsäure im Körper durch Biosynthese umgewandelt wird und über Gamma-Linolensäure zu Dihomo-Gamma-Linolensäure geworden ist, wird aus dieser entweder direkt Prostaglandin E1 synthetisiert oder über einen weiteren Zwischenschritt, die Arachidonsäure, Prostaglandin E2. Auch wenn Arachidonsäure, die z. B. in Erdnußöl und Fetten tierischer Herkunft vorkommt, direkt mit der Nahrung in den Körper gelangt, werden daraus Prostaglandine der zweiten Reihe gebildet. Diese spielen bei entzündlichen Prozessen, bei der Fieberentstehung und im Schmerzgeschehen eine Rolle, die ihnen verwandten, ebenfalls aus Arachidonsäure entstehenden Leukotriene z. B. auch bei der Entstehung von Bronchialasthma. Neuere Forschungen bringen sie sogar mit der Aktivierung der „freien Radikale" und damit möglichen Zellschädigungen in Verbindung. Zur Hemmung der Freisetzung von Arachidonsäure und damit von Entzündungsfaktoren werden solche „Hämmer" wie Cortison-Präparate eingesetzt. Kein Wunder also, daß sich in der Fachliteratur der Hinweis findet, eine Erhöhung der Prostaglandin-Produktion sei nicht gerade „wünschenswert" …

Da wissenschaftliche Untersuchungen die schmerzstillende und entzündungshemmende Wirkung von Schwarzkümmelöl nachgewiesen haben und dieses besonders auch für eine Behandlung von rheumatischen Schmerzen und Steifigkeit in den Gelenken, von Bronchialasthma und Ekzemen empfohlen wird, stehen wir bei unserer Spurensuche hier wieder vor einem der schon bekannten Rätsel – dies um so mehr, weil alle erwähnten Fettsäuren aufgrund einer ähnlichen Struktur ihrer Molekülketten zu den Omega-6-Fettsäuren gezählt werden.

Aus dieser Zwickmühle scheinen aber, wie weitere Untersuchungen gezeigt haben, zumindest zwei Wege herauszuführen:

- Zellhormone, also auch Prostaglandine, die aus der vor allem in tierischen Fetten vorkommenden Arachidonsäure gebildet werden, wirken sich förderlich auf verschiedene Krankheitsprozesse aus. Sind sie dagegen durch biochemische Umwandlung aus Fettsäuren entstanden, die aus pflanzlichen Ölen und Fetten stammen, hemmen sie solche entzündlichen Prozesse. Versuche haben sogar gezeigt, daß der Arachidon-Stoffwechsel durch die besondere Zusammensetzung von im Schwarzkümmelöl vorkommenden anderen ungesättigten Fettsäuren und möglicherweise durch deren Zusammenspiel gehemmt werden kann. Durch eine ausreichende Zufuhr von Linol- und Gamma-Linolensäure sowie die unterstützende Wirkung von Vitamin B, Vitamin C und Zink kann die durchaus wünschenswerte Bildung von Prostaglandin *E1* beeinflußt werden.
- Schwarzkümmelöl wäre kein Komplexmittel, das diesen Namen verdient, wenn es gegen die Entstehung unerwünschter Nebenwirkungen aus seinen Inhaltsstoffen nicht selbst eine eigene natürliche „Notbremse" eingebaut hätte. Dazu gehört *Thymochinon*, ein Hauptbestandteil des ätherischen Öls, das außerdem als Antioxidans wirkt. Durch Versuche der „Pharmacology Group" am King's College, London (1994), bei denen

Thymochinon aus Schwarzkümmelöl isoliert wurde, konnte eine selektive Hemmung gerade derjenigen Enzyme nachgewiesen werden, die im Körper maßgeblich an der Biosynthese bestimmter „unerwünschter" Prostaglandine beteiligt sind.

Natürlich entfaltet Schwarzkümmelöl hierbei eine etwa fünf- bis zehnmal schwächere Wirkung als der konzentrierte Inhaltsstoff *Thymochinon*; doch da dessen Anteil nur 0,15–0,20 % beträgt, müssen entweder noch andere Substanzen im Öl dieselbe Wirkung haben und/oder Thymochinon mit anderen Inhaltsstoffen synergetisch zusammenwirken. Dies trifft auf die Hemmung der Prostaglandin-Bildung ebenso wie auf die antioxidative Wirksamkeit zu.

Nachdem wir mit Thymochinon nun bereits einen Bestandteil des ätherischen Öls kennengelernt haben, wollen wir uns diesem jetzt zuwenden.

Das ätherische Schwarzkümmelöl

Das ätherische Öl wird durch Wasserdampfdestillation der Samen gewonnen. Aus 1 Tonne Schwarzkümmelsamen läßt sich 2–3,5 kg ätherisches Öl destillieren. Auch dieses ist bei uns offenbar erst mit der jüngsten Popularität des Schwarzkümmels ins Bewußtsein gerückt, obwohl es bereits in der altindischen Lehre des Ayurveda und auch in der klassischen französischen Aromatherapie bekannt ist, die es den entzündungshemmenden und allergiemildernden Ölen (Anti-Histaminikum) zuordnet. Nicht nur in der Duftlampe, sondern für Massagen, Kompressen, Einreibungen, Bäder und Inhalationen ist das ätherische Schwarzkümmelöl vielseitig anwendbar und wirkt auch über die rein physische Ebene hinaus. Nach Möglichkeit ist beim Kauf darauf zu achten, daß es sich nicht um sogenanntes „fraktioniertes" Öl handelt (in einem solchen Fall sind nur die signifikanten Inhaltsstoffe herausgezogen worden), sondern um ätherisches Öl aus der „Gesamtpflanze", das heißt, alle flüchtigen Inhaltsstoffe aus den betreffenden Pflanzenteilen, wie dies z. B. bei der türkischen Qualität des ätherischen Schwarzkümmelöls der Fall ist.

Schwarzkümmel enthält 0,5–1,5 % ätherisches Öl, das ihm seinen unverwechselbar würzigen Geruch und Geschmack gibt. Wie das fette ist auch das ätherische Öl des Schwarzkümmels von goldgelber Farbe, aber dünnflüssiger und duftet natürlich wesentlich intensiver. Zu den Inhaltsstoffen gehören Sesquiterpene (Alpha- und Beta-Pinen), Sabinen und Sabinenhydrate, Phenole (Thymol und Carvacrol), Ketone (Carvon), Oxide (1,8-Cineol), Terpen-Alkohole (Terpineol, Borneol, Linalool) und weitere Bestandteile, von denen zwei von besonderer Bedeutung sind: das bereits erwähnte *Thymochinon* und *Nigellon Semohiprepinon.*

Wie bei Nigella kaum noch verwunderlich, ergeben sich aus verschiedenen Auflistungen der ätherischen Inhaltsstoffe beträchtliche Abweichungen. Eine indische Studie erwähnt beispielsweise einen Carvon-Gehalt von 45–60 %, während dieser laut anderen Quellen nur 4 % beträgt. Ebenso wird bis zu 77 % p-Cymonen angegeben, das sonst aber unerwähnt bleibt. Diese Widersprüchlichkeit läßt sich selbst mit unterschiedlichen Pflanzenarten oder durch Abweichungen in der biochemischen Fachsprache kaum noch völlig zweifelsfrei auflösen. Jüngste Analysen haben sogenannte „Peaks" von wichtigen Inhaltsstoffen herauskristallisiert, die noch unbekannt sind und nicht identifiziert werden konnten. Ebenso soll es sich nach neuesten wissenschaftlichen Erkenntnissen bei *Nigellon* um eine Mischung zwischen Di-Thymochinin und Thymochinon handeln; es ist daher im Grunde genommen ungenau, einen Inhaltsstoff mit „Nigellon" zu bezeichnen, da es sich bereits um bekannte chemische Verbindungen handelt. Mangels anderer Lösungen wird hier aber vorerst weiterhin die bei uns eingeführte Bezeichnung „Nigellon" verwendet.

Nigellon also wirkt bronchienerweiternd, krampflösend und wärmend – alles Eigenschaften, die es besonders für eine Behandlung von Erkrankungen der Atemwege, wie Bronchialasthma und Keuchhusten, empfehlen. Zusätzlich hemmt es die Histaminausschüttung und könnte für manchen Allergiker, wie eine indische Studie aus dem Jahre 1993 nachweist, zu einer echten Alternative zu kortisonhaltigen Mitteln werden.

Thymochinon wirkt allgemein entzündungshemmend und schmerzstillend. Außerdem ist besonders seine choleretische, d. h. die Gallenproduktion anregende Wirkung nachgewiesen, was die Bedeutung für den Fettstoffwechsel und die Entgiftung unterstreicht. Zusätzlich hat Thymochinon antioxidative Eigenschaften.

Viele der bisher nachgewiesenen physiologischen Wirkungen des Schwarzkümmelöls werden den Chinonen zugeschrieben. Sie besitzen eine bakterizide und zytostatische Wirkung, das heißt, Schwarzkümmelöl kann – insbesonders durch die aus ihm isolierte Wirksubstanz Thymochinon – Krebszellenwachstum hemmen, verzögern oder bei bestimmten Formen sogar völlig zum Stillstand bringen. Darüber hinaus setzen sie vielfältige Reaktionsprozesse und Synergieeffekte in Gang.

Insbesondere die beiden Inhaltsstoffe Nigellon und Thymochinon scheinen Schwarzkümmel zu einem wirksamen natürlichen Antihistaminikum zu machen. Professor Omar Hasan Kasule von der Internationalen Islamischen Universität in Malaysia erbrachte durch seine Forschungen den Nachweis, daß beide Wirkstoffe die Atemwege entkrampfen und Schleim lösen. Sie schränken damit die Aktivität des Neurotransmitters Histamin ein, das aufgrund einer Überreaktion des Körpers auf vermeintliche Bedrohungen ausgeschüttet wird und dadurch die bekannten allergischen Haut- und Schleimhautsymptome verursacht. Herkömmliche Antihistaminika bekämpfen nur die Symptome und haben außerdem noch Nebenwirkungen, die bei der Einnahme von Schwarzkümmelöl nicht auftreten.

Eine türkische Studie der Pharmazeutischen Fakultät an der Universität von Ankara aus dem Jahre 1985 beschreibt die Wirkung von Thymochinon als bronchienerweiternd, vor Asthmaanfällen schützend und als Antihistaminikum tatsächlich so, als sei es mit dem obenerwähnten Nigellon identisch. Eine weitere türkische Studie, die 1989 an der Landwirtschaftlichen Fakultät der Universität Erzurum durchgeführt wurde, hat außerdem die antibakteriellen und – wenn auch etwas schwächer wirksamen – antimykotischen Eigenschaften des ätherischen Schwarzkümmelöls nachgewiesen, die vor allem auf seinen Inhaltsstoff Thymochinon zurückgeführt werden. Im Vorderen Orient wird Schwarzkümmel traditionell zur Nahrungskonservierung verwendet, z. B. beim Einmachen oder zum Einlegen von Gemüse.

Ein natürliches Antioxidans

Instabile Sauerstoffmoleküle, „freie Radikale", bedrohen nicht nur die Struktur von ungesättigten Fettsäuren im Salatöl, sondern können auch im Körper ihr Unwesen treiben. Sie entstehen vor allem dann, wenn Sauerstoff unvollständig verbrannt wird. Jeder von uns hat sie in seinen Körperzellen. Wenn sie jedoch überhand nehmen, reagieren sie aggressiv, greifen die Zellmembranen von Organen sowie der Immunzellen an und führen zu Oxidationsprozessen in den Zellen, deren Fettsubstanzen „ranzig" werden. Erkrankungen wie Koronare Herzkrankheit und Grauer Star, die Entstehung von Krebs und ein vorzeitiger Alterungsprozeß werden mit ihnen in Verbindung gebracht.

Freie Radikale bilden sich durch Stoffwechselvorgänge und werden durch Umwelt- und Genußgifte, Pestizide und andere Lebensmittelzusätze, Luftverschmutzung und UV-Strahlung, durch Medikamente und noch viele andere Faktoren aktiviert. Eine wirksame Verteidigung gegen den Angriff der freien Radikalen sind Antioxidantien, die deshalb auch „Radikalenfänger" genannt werden, weil sie diese fangen, d. h. im Körper chemisch binden können. Körpereigene Antioxidantien (z. B. bestimmte Enzyme) können sich gemeinsam mit von außen kommenden, mit der Nahrung zugeführten Stoffen zu einer wirksamen Radikalenfangtruppe zusammenschließen. Für diese Wirkung bekannt sind nicht nur Vitamin E, Vitamin C und Beta-Carotin, sondern auch Spurenelemente wie Selen und Bioflavonoide. Wie sinnvoll ein Komplexmittel wie Schwarzkümmelöl aufgebaut ist und wie gut die Inhaltsstoffe einander ergänzen und zusammenwirken, zeigt sich u. a. auch an seinem Bestandteil Thymochinon, dessen Funktion als „Notbremse" bereits bei der Prostaglandin-Synthese beschrieben wurde.

Geistig-seelischer Lichtblick

Schwarzkümmel dient in erster Linie als Mittel auf der körperlichen Ebene, doch sein regulierender Einfluß auf das Immunsystem, auf den Stoffwechsel und nicht zuletzt auf den Hormonhaushalt hat auch Auswirkungen im geistig-seelischen Bereich. Dies ist vor allem auch dem ätherischen Öl zuzuschreiben, das nur die wasserlöslichen Substanzen des Duftstoffs der Pflanze enthält. Die bekannte ganzheitliche Wirkung von ätherischen Ölen auf Körper, Geist und Seele kommt dadurch zustande, daß durch den Geruchssinn als Auslöser Hormone und Botenstoffe ausgeschüttet werden und über das Limbische System im Gehirn sowie über das vegetative Nervensystem eine Harmonisierung erreichen, die sich nicht nur physisch, sondern auch mental, emotional und seelisch auswirkt.

In Indien ist ätherisches Schwarzkümmelöl für seine stimulierenden, stimmungsaufhellenden und tonisierenden Eigenschaften bekannt. Es hat dadurch eine allgemein anregende Wirkung, z. B. bei Konzentrationsschwäche, mentaler Erschöpfung und altersbedingtem geistigem Abbau, wirkt aber auch ausgleichend und stabilisierend, so bei Schlafstörungen und beim sogenannten „Zappelphilipp-Syndrom“, der Hyperaktivität bei Kindern. Wird das ätherische Öl in der Duftlampe verbrannt, so kann es bei Neigung zu Depression die Stimmung aufhellen. Kräuterpfarrer Weidinger, der sich besonders mit den „Kräutern für die Seele“ beschäftigt hat, gibt dem Schwarzkümmel als geistig-seelisches Motto den Beinamen „Der Lichtblick“.

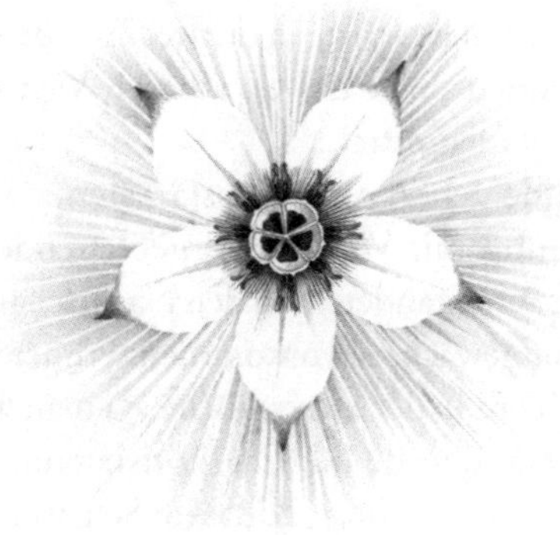

Ein starkes Stück: Bitterstoffe und Saponine

Alle Nigella-Arten enthalten den Bitterstoff *Nigellin*. Seltsamerweise herrscht in der Forschung bis heute keine Klarheit darüber, ob es sich dabei um ein Alkoloid handelt, wie schon früher angenommen wurde; bei Damascenin, einem vergleichbaren Wirkstoff des Damaszener Kümmels, scheint diese Zugehörigkeit dagegen erwiesen zu sein. Damascenin wirkt erregend auf die parasympathischen Nervenenden, wodurch beispielsweise die Speichelsekretion angeregt wird. In höherer Dosis wird ihm eine zentral-narkotische Wirkung zugeschrieben, was aber durch das geringe Vorkommen in den Samen kaum zu Buche schlagen dürfte. Trotzdem empfehlen sich nur die Samen sowie das Öl aus der *Nigella sativa* zum Verzehr oder als Heilmittel.

Die Alkaloide gehören zu den stärksten, damit oft aber auch giftigen und mit Vorsicht zu genießenden Pflanzenwirkstoffen, die unter anderem in den Nachtschatten-, Mohn- und Hahnenfußgewächsen vorkommen. Früher waren sie ein übliches Ingrediens in der Hexenküche, da manche von ihnen bewußtseinsverändernde oder narkotisierende Wirkungen hervorrufen können, wofür z. B. das im Schlafmohn vorkommende Alkaloid Morphin bekannt ist. Dies ist aber mehr als ein Hinweis darauf zu verstehen, daß große Sorgfalt bereits bei der Samenauswahl des Schwarzkümmels angeraten ist sowie natürlich auch bei der Dosierung, was auf jedes kraftvolle Heilmittel zutrifft.

Durch ihren Bitterstoff Nigellin wirkt Nigella anregend auf den Appetit und die Verdauung, denn dadurch werden die Verdauungssäfte und Enzyme in Magen und Darm stimuliert und die Leber- und Gallenfunktion gefördert. Traditionell sind Alkaloide auch für ihre schweißtreibende Wirkung sowie für die Anregung des Speichelflusses bekannt. In der Medizin werden sie aufgrund ihrer krampflösenden Wirkung gerne für chronische Entzündungen mit Steinbildung verwendet. So wird bei Gallenkoliken beispielsweise die Muskulatur der Gallenwege entkrampft, was eine vermehrte Gallensekretion unterstützt. Durch die ableitende Wirkung und Förderung der Nierentätigkeit werden auch überschüssige Säuren im Körper abgebaut, was zu einer großen Entlastung für den Organismus führt, das Säure-Basen-Gleichgewicht wiederherstellen hilft und damit eine der Voraussetzungen für chronische Infektanfälligkeit beseitigt. Bitterstoffen wird außerdem eine Wirkung auf das Nervensystem nachgesagt, da sie bei nervöser Erschöpfung eine regenerierende Wirkung haben.

Ein weiterer Wirkstoff des Schwarzkümmels, der zu der großen Gruppe der Glykoside gehört, ist das Saponin *Melanthin* (Melanthingenin = Hederagenin). Auch dieses ist, wie schon am Namen ersichtlich, mit einem Anteil von 1,5 % ein wichtiger Bestandteil der Heilpflanze „Melanthium sativum". Saponine haben ihren Namen daher, weil sie in Wasser stark schäumen und dadurch eine gewisse Ähnlichkeit mit Seife haben, jedoch ohne deren alkalische Reaktion. Sie wurden bereits in der Antike wegen ihrer stark reinigenden Wirkung als Waschmittel und wegen ihrer guten Löslichkeit als Emulgatoren verwendet. Was die innere Reinigung betrifft, so ist aus der Volksmedizin ihre Verwendung als Abführ- und Brechmittel belegt. Medizinisch bedeutsam sind sie unter anderem auch, weil sie bei den Digitalispflanzen, die als Herzmittel dienen, eine löslichkeitssteigernde Wirkung haben. Als natürlicher Bestandteil in der Nahrung fördern sie durch Anregung der Verdauungssäfte die Resorption von Nährstoffen.

Saponine haben eine starke lokale Reizwirkung und dienen der Sekretionssteigerung. Sie gelten als besonders schleimlösend und expektorierend (auswurffördernd) und sorgen sowohl für eine Verflüssigung des Bronchialsekrets als auch den rascheren Abtransport des Bronchialschleims. Durch die vermehrte Sekretion der Verdauungssäfte wirken sie verdauungsfördernd und außerdem harntreibend. Damit in Zusammenhang mag die oft angeführte „blutreinigende" Wirkung stehen, wobei zu der Förderung der Drüsensekretion und der Nierenausscheidung eine Umstimmung der Reaktion des Organismus auf Reize, beispielsweise auch Allergene, hinzukommt – also die Einbeziehung des Immunsystems. Aus der alten Erfahrungsheilkunde ist die erfolgreiche innerliche Anwendung saponinhaltiger Pflanzen bei bestimmten chronischen Hauterkrankungen, insbesondere auch bei Ekzemen, überliefert, die jedoch noch auf eine klinische Überprüfung und offizielle Anerkennung wartet. Durch ihre entzündungshemmende Wirkung bieten sie bei entzündlichen Prozessen zudem Schutz vor Ödembildung. Durch die Ähnlichkeit ihres Aufbaus mit bestimmten Hormonen im Körper wirken sie auch regulierend auf die Hormontätigkeit.

Das Saponin Melanthin als wichtiger Inhaltsstoff des Schwarzkümmels unterstützt die vielfältigen heilsamen Wirkungen des Bitterstoffs Nigellin auf den Stoffwechsel, wirkt also appetitanregend und verdauungsfördernd, allgemein reinigend und ausleitend. Die beschriebenen Wirkungen auf die Atemwege sowie das Immun- und Hormonsystem besitzen eine große Ähnlichkeit mit der Aktivität der Prostaglandine und bestätigen wieder einmal den bemerkenswerten „Synergieeffekt" des Schwarzkümmels.

Die Anwendungsbereiche

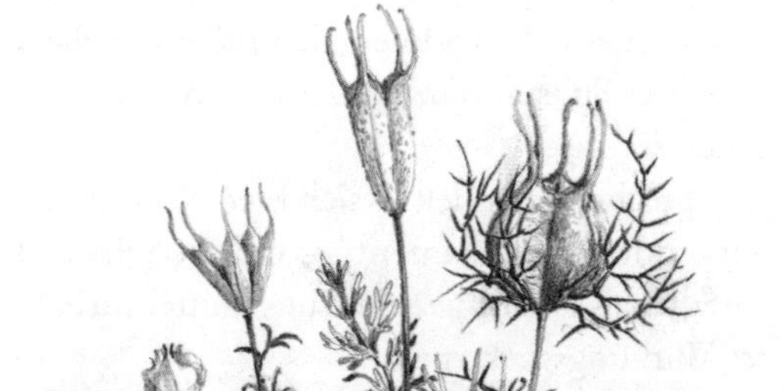

Altüberlieferte Erfahrung und neueste Forschung

Nach der Aufzählung von verschiedenen seiner wichtigsten Inhaltsstoffe soll hier trotzdem nochmals betont werden, daß Schwarzkümmel in zweifacher Hinsicht als *Komplexmittel* anzusehen ist:

- Die mehr als hundert Inhaltsstoffe, die zum Teil noch nicht ausreichend erforscht bzw. noch unbekannt sind, ergänzen sich zu einem Synergieeffekt, d. h. durch ihr Zusammenwirken addiert sich nicht nur die Wirkung einzelner Substanzen, sondern sie verstärkt sich durch Potenzierung.
- Entsprechend handelt es sich hier nicht um ein isoliert wirkendes „Medikament", sondern Schwarzkümmel entfaltet als Nahrungsergänzungsmittel ein äußerst breites Wirkungsspektrum.

Folgende Eigenschaften und Heilwirkungen des Schwarzkümmels sind im Vorderen Orient ebenso wie in Europa aus der Volksmedizin überliefert:

- verdauungsfördernd, blähungshemmend (Karminativum)
- leicht reizend, nierenanregend, harntreibend (Diuretikum) und steinauflösend (auch vorbeugend)
- menstruationsfördernd, eröffnend, milchbildend
- entzündungshemmend (auch äußerlich für die Wundheilung)
- bronchienerweiternd, schleimlösend, entkrampfend, auch entspannend für die Nerven
- antibakteriell, begrenzt antimykotisch

- vermizid (Wurmmittel)
- reinigend und glättend (äußerlich in der Hautpflege).

Die altbewährte Verwendung in der Kosmetik und Hygiene (z. B. zur Insektenabwehr) sowie als sehr beliebtes Brot- und Küchengewürz ist noch besonders hervorzuheben.

❀

Traditionelle Überlieferung und moderne Forschung belegen übereinstimmend die günstige Wirkung von Schwarzkümmel bei folgenden Beschwerden und Krankheitssymptomen, die unterstützend und natürlich auch vorbeugend behandelt werden können:

- Verdauungsbeschwerden und verwandte Stoffwechselstörungen: Erkrankungen im Magen-Darm-Trakt, Gastritis, Blähungen, Durchfälle, Leberentzündungen, Gallenkoliken, Nierensteine; erhöhter Cholesterinspiegel; Alterszucker (Diabetes Typ II); auch vorbeugend zur Darmreinigung (bei Darmpilzen, wie *Candida albicans)*
- Störungen des Immunsystems, die sich hauptsächlich in zwei Formen äußern:
  – überschießende allergische Reaktionen, wie Asthma bronchiale, Fließschnupfen, Heuschnupfen, allergische Bindehautentzündung, Neurodermitis und andere Hauterkrankungen u. a.
  – herabgesetzte Immunabwehr oder Immunschwäche mit Symptomen wie chronischer Infektanfälligkeit, häufigen Erkältungskrankheiten u. a.
  – Erkrankungen der Atemwege: Bronchitis, hartnäckiger Reizhusten, Keuchhusten, Nebenhöhlenvereiterung, katarrhalische Leiden, Lungenerkrankungen

- Störungen des Hormonsystems
  - bei Frauen: Menstruationsstörungen, besonders Prämenstruelles Syndrom, Beschwerden in den Wechseljahren sowie hormonell bedingte Kopfschmerzen und Depressionen
  - bei Männern: Potenzstörungen
- Durchblutungsstörungen und Gefäßerkrankungen, wie Hämorrhoiden und offene Beine
- allgemeiner Leistungsabfall, Konzentrationsschwäche, Schlafstörungen, Hyperaktivität bei Kindern, altersbedingte Vergeßlichkeit.

Folgende Anwendungsbereiche sind zusätzlich für den *vorwiegend äußerlichen Gebrauch* von Schwarzkümmelöl zu nennen:

- Hautleiden, wie Akne, Schuppenflechte, Hautpilz, Nesselsucht, Juckreiz; auch bei Grind, Fisteln, Geschwüren, Geschwulsten und Verhärtungen; Warzen und Dornwarzen
- Haarausfall
- Prellungen, Stauchungen, Blutergüsse und Wunden aller Art
- Gelenkschmerzen und rheumatische Beschwerden
- Hämorrhoiden.

Die moderne Wissenschaft und Forschung arbeitet momentan außerdem an Untersuchungen, die eine mögliche Hemmung des Tumorenwachstums durch Schwarzkümmel nachweisen sollen und damit seine Verwendung im Rahmen einer unterstützenden bzw. vorbeugenden Krebstherapie empfehlen. Ähnliche Forschungen laufen auch bei als untherapierbar geltenden Autoimmunerkrankungen, wie der multiplen Sklerose. Über einige neuere Therapieansätze wird später noch berichtet, doch soll damit weder ein neues Krebsmittel propagiert noch zur Selbstmedikation aufgefordert werden. Ein derart komplexes Krankheitsgeschehen im Körper erklärt sich aus vielen und vielfältigen Ursachen, wobei man mit ziemlicher Sicherheit aber davon ausgehen kann, daß stets auch ein gestörtes Immunsystem mitbeteiligt ist. Wie in fast allen neueren Studien besonders hervorgehoben wird, steht der regulierende Einfluß von Schwarzkümmel auf das Immunsystem im Mittelpunkt seiner Wirksamkeit; wenn dieses gestärkt und stabilisiert wird, können gleichzeitig damit auch verschiedene, ganz unterschiedliche gesundheitliche Störungen behoben oder zumindest gelindert werden.

Für ein besseres Verständnis, wie und wo eine Behandlung mit Schwarzkümmel hier ansetzt, erscheint eine kurze Beschreibung der Arbeit des Immunsystems für die Körperabwehr notwendig.

Das Immunsystem

So funktioniert es im Normalfall ...

Unser Immunsystem läßt sich fast wie ein kleines Staatsgebilde vorstellen, zu dessen Erhaltung der Blutkreislauf und das Lymphsystem eine gemeinsame Schutz- und Abwehrtruppe mit genau festgelegten Aufgabenbereichen aufgestellt haben. Die roten Blutkörperchen *(Erythrozyten)* haben die friedliche Funktion, Sauerstoff zu transportieren, während die weißen Blutkörperchen *(Leukozyten)* darauf achten müssen, angreifende Feinde zu erkennen, abzuwehren und gegebenenfalls auch zu vernichten. Beim gesunden Menschen sind nur etwa 10 % dieser Abwehrzellen aktiv. Sie kommen erst dann aus ihren verschiedenen Ruheplätzen in Organen und Drüsen hervor, wenn der Organismus ihre Hilfe benötigt; in derartigen Notfällen sind sie sogar in der Lage dazu, sich zahlenmäßig zu vermehren.

Wichtige Abwehrzellen sind die zu den weißen Blutkörperchen gehörenden *Lymphozyten*, von denen die *B-Lymphozyten* vor allem Antikörper produzieren, während die *T-Lymphozyten* mit den Untergruppen der Helferzellen, Killerzellen und Freßzellen ganz bestimmte Aufgaben bei der körpereigenen Abwehr übernehmen und dabei zusätzlich von Suppressorzellen kontrolliert werden.

Ein recht kompliziertes Zusammenspiel, wie man sieht, das leicht aus dem Gleichgewicht geraten kann, wenn die Arbeitsteilung nicht mehr stimmt: Dann gerät das Immunsystem auf Abwege und spielt sozusagen „verrückt". Dies kann sich grundsätzlich in zwei verschiedenen Störungen äußern: einer Abwehrschwäche des Immunsystems oder einer zu starken Abwehrreaktion.

Die geschwächte Immunabwehr

Wenn zu wenige Antikörper gebildet werden und die Abwehrzellen den angreifenden Mikroorganismen an Stärke oder Zahl unterlegen sind, spricht man von einer Immunschwäche. Diese kann sich zunächst in körperlicher und vegetativer Erschöpfung äußern, dann zu großer Infektanfälligkeit führen und sich schließlich zu chronischen Beschwerden entwickeln. Immer häufigere Virusinfektionen, das ganze Spektrum von Erkrankungen der Atemwege, auch unerklärliche Magenschmerzen oder Hautausschläge z. B. aufgrund von Pilzbefall sind Warnsignale für ein derart geschwächtes Immunsystem.

Wenn das Immunsystem noch weiter entgleist, nimmt die Zahl der kontrollierenden Suppressorzellen im Verhältnis zu den aktiven Abwehrzellen übermäßig zu, und die Körperabwehr wird immer mehr ausgeschaltet, bis man schließlich von einer regelrechten „Immunblockade" sprechen kann. Damit ist der Nährboden sowohl für chronische als auch für maligne Erkrankungen bereitet, denn wenn die Körperabwehr stark geschwächt oder zusammengebrochen ist, können sich bösartig veränderte Zellen ungehindert ausbreiten.

Die aggressive Immunabwehr

Im umgekehrten Fall kann es zu einer zu starken und überschießenden Reaktion des Immunsystems kommen, wie sie sich z. B. in allergischen Symptomen äußert. Bei einem intakten Immunsystem mit richtiger Arbeitsteilung können die T-Lymphozyten zwischen harmlosen und schädlichen Stoffen unterscheiden. Wenn jedoch zu viele Helferzellen, aber zu wenige Supressorzellen zu ihrer Kontrolle da sind, ist dies nicht mehr der Fall, so daß auch zwischen eigenen Körperzellen und

Krankheitserregern nicht mehr unterschieden werden kann. Statt dessen wird ein Zuviel an pathologischem Immunglobulin (IgE) als Antikörper produziert, die sich mit Antigenen (z. B. bestimmten allergieauslösenden Eiweißsubstanzen in Blütenpollen) zu zirkulierenden Immunkomplexen verbinden. Diese aber können, wenn sie in zu hoher Konzentration auftreten, von den Freßzellen nicht mehr eliminiert werden, wie dies normalerweise der Fall ist, sondern wenden sich selbstzerstörerisch gegen den Körper. Immunkomplexe können auch Immunblockaden verursachen, wodurch wiederum unkontrolliertes Tumorenwachstum ermöglicht wird. So gesehen handelt es sich bei allergischen Erkrankungen um autoaggressive Reaktionen.

... und so greift Schwarzkümmel regulierend ein

Durch eine überschießende Immunreaktion werden unter anderem entzündliche und rheumatische Prozesse, vor allem aber allergische Symptome ausgelöst, die sich in Form von Asthma, Heuschnupfen, Hautkrankheiten und der Unverträglichkeit bestimmter Lebensmittel äußern können. Durch viele, das Immunsystem belastende Umweltfaktoren leidet heute bereits jeder fünfte – nach manchen Erhebungsdaten sogar jeder dritte oder zweite – an einer allergischen Erkrankung.

Damit die äußerst störenden und oft auch entstellenden Symptome, die zudem eine hartnäckige Rezidivneigung haben, nicht nur an der Oberfläche und mit kurzzeitiger Wirkung behandelt werden, sollte eine Therapie hier an der Wurzel ansetzen und sich eine grundlegende Umstimmung und Regulierung des Immunsystems zur wichtigsten Aufgabe machen. Dazu gehört

- die Stabilisierung der übersteigerten Abwehrfunktion von T- bzw. B-Lymphozyten
- die Anhebung der Suppressorzellen zur Kontrolle der überhöhten IgE-Produktion
- die Hemmung von allergieauslösenden Botenstoffen im Körper (sog. „Allergie-Mediatoren"), wie Histamin
- die Eliminierung von, unter Beteiligung von IgE, pathologisch produzierten und in zu hoher Konzentration auftretenden Immunkomplexen.

Ist dies überhaupt möglich? Tatsächlich hat Schwarzkümmel auf diese vielen Fragestellungen eine *mögliche* Antwort zu bieten, die sich sowohl aus dem günstigen synergetischen Zusammenspiel seiner Inhaltsstoffe ergibt als insbesondere auch durch die Entwicklung von Prostaglandin E1 aus den im Körper umgewandelten essentiellen Fettsäuren. Prostaglandin E1 ist eine in hohem Maße immunregulatorische Substanz, die außerdem entzündungshemmende und gefäßerweiternde Reaktionen auslöst, was sich beispielsweise bei Asthma bronchiale, hartnäckigem Reizhusten und Fließschnupfen in einer entkrampfenden und sekretlösenden Wirkung zeigt.

Neuere Forschungen haben den Verdacht bestätigt, daß Allergiker offenbar eine erhöhte Zufuhr an essentiellen Fettsäuren benötigen, wie sie über die normale Nahrungsaufnahme nur schwer möglich ist. Dies hängt auch damit zusammen, daß hier vermutlich ein Defekt im Fettsäure-Stoffwechsel vorliegt, der sich aus dem Mangel bzw. der mangelnden Aktivität und damit Blockade eines bestimmten Enzyms, der *Delta-6-Desaturase*, erklärt. Dadurch kommt es im Organismus nur zu einer unzureichenden Umwandlung von Linolsäure in Gamma-Linolensäure und Dihomo-Gamma-Linolensäure, den notwendigen Vorstufen für die Entwicklung von Prostaglandin E1. Hierfür werden viele Störfaktoren verantwortlich gemacht, wie der Alterungsprozeß, psychische Belastung, Allergene sowie die Folgen von falscher Ernährung, Alkohol und Nikotin. Auch chronische Krankheitsherde und Virusinfektionen können diese scheinbar kleine, aber folgenreiche „Entgleisung" mitverursachen.

Bei der Wirkung von Schwarzkümmel auf das Immunsystem ist auch die Mitbeteiligung von ätherischen Substanzen, in erster Linie Nigellon und Thymochinon, zu berücksichtigen. Sie spielen bei Erkrankungen der Atemwege, gerade auch bei allergischen Formen wie Bronchialasthma und Heuschnupfen, eine wichtige Rolle und unterstützen besonders die entzündungshemmende, bronchienerweiternde und sekretlösende Wirkung von Prostaglandin E1.

In ähnlicher Weise reguliert Schwarzkümmel die andere hauptsächliche Störung in der körpereigenen Abwehr, die *Immunschwäche*. Eine falsche Lebensweise und die zusätzliche Belastung durch Umweltbedingungen, auch als „toxische Gesamtsituation" zu bezeichnen, sind als Ursachen daran maßgeblich beteiligt. Die Auswirkungen daraus können von einfacher Erschöpfung und Allgemeinschwäche über chronisch und gehäuft auftretende Infektionskrankheiten, Hautausschläge, Mykosen und unerklärliche Entzündungen bis hin zu Krebs und Aids reichen, dem virusbedingten „erworbenen Immunschwäche-Syndrom" (Acquired Immune Deficiency Syndrome) mit einem völligen Zusammenbruch des Abwehrsystems.

Jede Behandlung einer Immunschwäche hat sich als Ziel gesetzt, eine Stärkung und Vermehrung von T-Abwehrzellen, eine erhöhte Produktion von Antikörpern durch die B-Zellen und die Auflösung einer eventuell bestehenden „Immunblockade“ durch eine Reduzierung zu vieler T-Kontrollzellen zu erreichen. Auch hier ist wieder Prostaglandin E1 als wichtige immunregulatorische Substanz am Zug, die zudem die Zellmembranen schützt und widerstandsfähiger gegenüber „Angriffen“ von außen macht sowie die lebenswichtige Zellatmung unterstützt. Bei einer starken und andauernden Beeinträchtigung der inneren Atmung kann die Zelle zur gärenden Zelle und der Atmungsstoffwechsel zum Gärungsstoffwechsel werden. Eine verminderte Zellatmung ist aber nicht nur ein günstiger Nährboden für Bakterien und andere pathogene Keime, sondern kann auch zur Entstehung von Krebs führen.

Nochmals erwähnt werden muß in diesem Zusammenhang die Rolle von Antioxidantien für die Zellatmung und als Fänger der freien Radikalen, die sich durch den Angriff auf Körperzellen gewebeschädigend auswirken und u. a. auch bei der Entstehung von Krebs beteiligt sind. Abgesehen von Inhaltsstoffen mit antioxidativen Eigenschaften im Schwarzkümmel selbst, wie Thymochinon, wird zur Steigerung der Immunabwehr auch die zusätzliche Einnahme von Antioxidantien z. B. in Form von Beta-Carotin (Provitamin A) und Tocopherol (Vitamin E) empfohlen. Beta-Carotin und Tocopherol, die zu den fettlöslichen Vitaminen gehören, schützen die fetthaltigen Zellmembranen vor den Angriffen der freien Radikalen. Da ungesättigte Fettsäuren durch ihre Reaktionsfreudigkeit besonders leicht oxydieren, werden meistens dem Schwarzkümmelöl sowie den Kapseln Beta-Carotin und Tocopherol auch als Schutz vor reaktivem Sauerstoff zugesetzt.

Neueste wissenschaftliche Forschungsansätze

Ein oder kein Krebsmittel?

Selbst wenn schwere und komplexe Krankheitsbilder wie Krebs ausschließlich über ein intaktes Immunsystem zu therapieren wären, ist Schwarzkümmelöl selbstverständlich nicht *das* neue Krebsmittel, sondern kann lediglich als eine therapieunterstützende Maßnahme verstanden werden. Übrigens ist seine vergleichbare Wirkung bei „Verhärtungen und alten Geschwulsten“ schon seit Plinius, also seit fast 2000 Jahren, bekannt. Laborversuche in einem Krebsforschungsinstitut in South Carolina/USA haben vor einigen Jahren den wissenschaftlichen Nachweis dafür erbracht, daß Schwarzkümmelöl nicht nur allgemein regulierend auf das Immunsystem wirkt und die Zahl der Immunzellen und Antikörper erhöht, sondern außerdem

- die Bildung von Knochenmarkszellen anregt
- Körperzellen vor Viren schützt
- Tumorzellen zerstört
- die Produktion von Interferon steigert.

Durch die verstärkte Bildung des Botenstoffs *Interferon*, einem eiweißartigen Zellstoffwechselprodukt in lebenden Zellen, die mit schwach pathogenen Viren infiziert sind, wird das Wachstum von schädlichen Mikroorganismen nachweislich gehemmt. Die amerikanischen Studien stützen sich auch auf die Annahme, daß ein gestärktes und revitalisiertes Immunsystem Tumorzellen wiedererkennen und vernichten kann. Auch 1997 veröffentlichte Ergebnisse von vergleichbaren Versuchen an der

Universität von Alexandria (Ägypten) bestätigen die hemmende Wirkung von *Nigella sativa*/Black seed auf Tumorenwachstum.

Trotz dieser wunderbar klingenden Eigenschaften kann Schwarzkümmelöl Krebs aber nicht „heilen", sondern gibt dem Kranken ein wirksames Instrument zur Selbsthilfe und Eigenverantwortung für seinen Körper und seine Gesundheit in die Hand. Sein größter Vorzug könnte jedoch in der Perspektive bestehen, durch die Stärkung eines intaktes Immunsystems und die Reinigung des Organismus von Zellgiften Krebs nach dem Motto *Vorbeugen ist besser als heilen* gar nicht erst entstehen zu lassen. Eine mindestens dreimonatige kurmäßige Anwendung von Schwarzkümmelöl mit den beiden Hauptzielen einer Immunstärkung und Darmentgiftung ist sicher nicht nur eine wirksame Unterstützung jeder Krebstherapie bei einer bereits bestehenden Erkrankung, sondern auch eine gute Prophylaxe, daß diese gar nicht erst zum Ausbruch kommt. Nähere Hinweise dazu sind in den Kapiteln über „Einnahmeempfehlungen" und „Vorbeugung" enthalten.

Diabetes

Diabetes mellitus, auch als „Zuckerkrankheit" bezeichnet, gehört heute zu den weitverbreiteten chronischen Erkrankungen. Es handelt sich dabei um eine schwerwiegende Entgleisung des Stoffwechsels, die auf einer gestörten Funktion der Bauchspeicheldrüse und mangelnden Insulin-Produktion beruht. Während beim juvenilen, in der Regel angeborenen Diabetes vom Typ I ein absoluter Insulinmangel und damit Abhängigkeit von Insulinzufuhr besteht, ist Diabetes vom Typ II, der sogenannte „Alterszucker", durch einen relativen Insulinmangel gekennzeichnet. Eine allmählich abnehmende

Insulinsekretion sowie eine verminderte Fähigkeit der Zellen, auf Insulin zu reagieren, führen zu einer Erhöhung des Blutzuckerspiegels. Am Entstehen von Altersdiabetes sind mehrere mitauslösende Faktoren, u. a. Ernährungsfehler, allergische Veranlagung und auch Streß beteiligt, denn: Wenn das Blut sozusagen in Wallung gerät, steigt auch der Blutzuckerspiegel an, es müßte zusätzliches Insulin produziert werden, und das überfordert die Bauchspeicheldrüse. Diese Form des Diabetes ist nicht unbedingt insulinabhängig, sondern kann auch durch Gewichtsabnahme, die Einhaltung einer Diät und bestimmte Wirkstoffe zur Anregung der Insulinproduktion unter Kontrolle gebracht werden.

Schon länger wurde ein Zusammenhang zwischen Diabetes und essentiellen Fettsäuren vermutet. Insulinmangel ruft nicht nur Störungen im Kohlehydrat–, sondern auch im Fettstoffwechsel hervor, wobei unphysiologisch hohe Mengen an Fettsäuren anfallen. Diese können den pH-Wert des Blutes senken und zu einer Übersäuerung des Blutes mit schweren Bewußtseinstrübungen bis hin zum Koma führen. Die Beeinträchtigung des Fettstoffwechsels verursacht auch starke arteriosklerotische Gefäßveränderungen und Bluthochdruck.

Neuere amerikanische Forschungen konnten nun eine Senkung des Blutzuckers durch die Einnahme von Schwarzkümmelöl nachweisen. Dies läßt sich vermutlich durch die Prostaglandin-Synthese erklären, da Prostaglandin E1 sowohl eine dem Insulin vergleichbare hormonähnliche Wirkung besitzt als auch dessen Wirkung im Stoffwechsel potenzieren kann. Bei Einnahme von Schwarzkümmel ist unbedingt auf eine regelmäßige ärztliche Kontrolle der Blutzuckerwerte zu achten, da sich diese so rasch senken können, daß es zu einer Unterzuckerung kommen kann.

Als willkommene Begleiterscheinung konnte auch festgestellt werden, daß sich sowohl das Risiko von Gefäßerkrankungen und krankhaften Veränderungen der Netzhaut verminderte als auch mögliche Schädigungen der Nervenfunktion verbesserten.

Hormonsystem (am Beispiel PMS)

Der weibliche Zyklus wird durch die weiblichen Sexualhormone, also Östrogene, Progesteron und Prolaktin, und ihr Verhältnis zueinander gesteuert. Menstruationsbeschwerden stehen oft mit Stoffwechselstörungen in Verbindung, denn ein harmonisch funktionierendes Hormonsystem hängt zwar auch mit dem Immunsystem, dem Nervensystem und der Psyche zusammen, doch ebenso mit einem ausgeglichenen Stoffwechsel.

Die vielfältigen Beschwerden, die in der Gelbkörperphase des Menstruationszyklus auftreten können und kurz vor der Periode am stärksten sind, werden als „Prämenstruelles Syndrom" (PMS) zusammengefaßt. Dazu können Spannungsgefühle in der Brust, das Anschwellen von Händen und Beinen, Ödembildung, Unterleibskrämpfe, Migräne und Muskelschmerzen sowie unreine Haut und stark fettendes Haar gehören. Zu den oft noch stärker belastenden psychischen Symptomen zählen große Stimmungsschwankungen, starke Gereiztheit, Konzentrationsschwäche und innere Unausgeglichenheit bis hin zu depressiven Neigungen.

Es gilt heute als erwiesen, daß das PMS vorrangig weder psychisch noch durch anhaltende endokrine Störungen bedingt wird. Dagegen weisen zahlreiche Untersuchungen auf eine Stoffwechselstörung als auslösenden Faktor hin. Ein ausgeglichener Stoffwechsel benötigt eine ausreichende und ausgewogene Zufuhr von Eiweiß, Kohlehydraten und Fetten. Bei Frauen mit PMS konnte ein Mangel bzw. eine Resorptionsstörung der essentiellen Fettsäuren festgestellt werden. Von daher ist eine erhöhte Zufuhr an diesen notwendig, denn durch die körpereigene Umwandlung in Prostaglandin E1 erfolgt eine Regulierung der Hormonausschüttung sowie auch eine Steigerung des Tonus der glatten Muskulatur in den Sexualorganen.

Die positive Wirkung von Schwarzkümmel bei zu schwacher oder schmerzhafter Menstruation, für die Fruchtbarkeit, die Schwangerschaft und nach der Geburt für die Milchbildung ist aus der Volksmedizin des Vorderen Orients, Indiens und auch Europas traditionell überliefert. Neuere Untersuchungen bestätigten, daß auch modernere bzw. in der moderneren Zeit erkannte Frauenleiden, wie das Prämenstruelle Syndrom und die Beschwerden der Wechseljahre, bei denen zumeist ebenfalls eine Reihe von Ursachen oder Auslösern zusammenspielen, sehr positiv auf eine gezielte oder auch vorbeugende Behandlung mit Schwarzkümmelöl ansprachen.

Neurodermitis

Bei Neurodermitis oder dem atopischen Ekzem handelt es sich um eine der großen chronischen Krankheiten, die bisher als weitgehend unheilbar gelten. Ein ganzer Komplex von Ursachen ist daran beteiligt, so daß die Medizin, die hier auch nicht so recht weiterweiß, von einem „multifaktoriellen Krankheitsgeschehen" spricht. Zudem zeigt Neurodermitis sich bei den davon Betroffenen in individuell ganz unterschiedlicher Form.

Neurodermitis ist genetisch bedingt, also angeboren. Sie kann, aber muß nicht bereits bei Säuglingen in Erscheinung treten und beginnt mit Milchschorf. Recht häufig gehört eine allergische Disposition dazu, so daß sie in Verbindung mit Bronchialasthma und Heuschnupfen auftreten kann. Andererseits sind eindeutig bestimmbare Allergene als alleinige Ursachen zwar nicht nachweisbar, aber durch verstärkten Pollenflug, äußere Gifte, bestimmte Nahrungs- und Genußmittel sowie Konservierungsstoffe können regelrechte „Schübe“ hervorgerufen werden. Man spricht daher auch gern von einer „multiplen Allergie“.

Manchmal wird Neurodermitis aber überhaupt nicht als Allergie definiert, da sie auffallend oft in Umbruchsituationen, wie in der Pubertät oder den Wechseljahren, auftritt und daher hormonelle sowie zweifellos auch psychische Faktoren eine Rolle dabei spielen. Offenbar muß bei einer Neurodermitis auch zwischen *Ursachen* und *Auslösern* unterschieden werden.

Wie vielfältig ein solches Krankheitsbild ist, läßt sich bereits an der fachmedizinischen Beschreibung einer Begleiterscheinung von Hauterkrankungen ablesen: dem Juckreiz, der als komplexes Geschehen gilt, „an dessen Zustandekommen die Schmerzsinnesorgane, das vegetative System, das Histamin, die innere Sekretion, die inneren Organe, das Gefäßsystem der Haut, die Hirnrinde und die Psyche beteiligt sind“.

Ebenso wird bei Neurodermitis im Zusammenhang mit Lebensmittelunverträglichkeiten von einem sogenannten „Anpassungs-Erschöpfungs-Syndrom“ des Immunsystems gesprochen, das heißt: Durch die Kombination bestimmter Nahrungsmittel, die sonst durchaus toleriert werden können, mit Pollen, Alkohol, körperlicher Anstrengung oder psychischer Belastung kommt es zu überschießenden allergischen Reaktionen in Form der bereits erwähnten Schübe.

Außer der allergischen Veranlagung gilt als Ursache für Neurodermitis auch ein anormaler Stoffwechsel der essentiellen Fettsäuren und der Prostaglandine durch Enzymmangel als erwiesen. Durch eine Hemmung in der Ausschüttung von Prostaglandin E1 kommt es beispielsweise zu einer Störung des zellularen und humoralen Immunsystems und einer gesteigerten Entzündungsneigung usw. Eine Besserung der Symptome kann durch eine erhöhte Aufnahme von essentiellen Fettsäuren zur Nahrungsergänzung (10–15 % der Gesamtzufuhr an Kalorien) unterstützt werden. Bei Schwarzkümmelöl bietet sich außerdem noch die Möglichkeit einer *äußerlichen* Behandlung an, was nicht nur den Juckreiz lindert, sondern auch entzündungshemmend wirkt und den Heilungsprozeß beschleunigt.

Weiterhin besteht eine enge Beziehung zwischen Hautekzemen, bestimmten Darmbakterien und Hefe- oder Schimmelpilzen. Bei Neurodermitis-Patienten ist z. B. fast immer ein Fehlen von Milchsäurebakterien (vor allem *Lactobacillus acidophilus)* festzustellen. Diese haben die Aufgabe, den pH-Wert im Darm zu senken und Fäulniserreger zu unterdrücken. Ein besonderer Gefahrenfaktor für Neurodermitis ist der Hefepilz *Candida albicans*, der, wenn er die Möglichkeit zu starker Vermehrung hat, pilztypische Stoffwechselgifte freisetzt. Das Immunsystem reagiert mit überschießenden Reaktionen sozusagen auf ein „Allergen", das sich regelrecht im Darm eingenistet hat. Hier ist zur Ergänzung einer Darmtherapie durch Symbioselenkung mit nützlichen Bakterienstämmen auch die Schwarzkümmel-Ölkur zur gründlichen Darmentgiftung ganz besonders zu empfehlen. Nähere Angaben dazu finden sich in den späteren Kapiteln „Einnahmeempfehlungen" und „Vorbeugung".

Mögliche Therapieeinschränkungen und Nebenwirkungen

Die Aussage, daß die Einnahme von Schwarzkümmelöl mit keinen „Risiken und Nebenwirkungen" verbunden sei, kann nur unter gewissen Einschränkungen gemacht werden:

Es muß sich, möglichst zweifelsfrei, um Schwarzkümmelöl von erstklassiger Qualität handeln, das heißt: natürlicher, möglichst persönlich überwachter, Anbau mit Saatgut aus einer giftfreien Sorte, garantierte Kaltpressung ohne Lösungsmittel und größtmöglicher Oxidationsschutz bei der weiteren Verarbeitung, bei Transport und Lagerung. Nach Möglichkeit ist daher bereits beim Kauf von Schwarzkümmelöl auf bestimmte Qualitätsmerkmale zu achten. Gerade durch Oxidation kann es nämlich zu „Nebenwirkungen" im Magen-Darm-Trakt sowie zu Schädigungen der Nierenfunktion kommen, wenn beispielsweise Eruca- und Behensäure im Öl enthalten sind. Auch Patienten mit hohem Fieber sollte kein Schwarzkümmelöl verabreicht werden, da durch die Hitze des Fiebers eine erhöhte Oxidation der ungesättigten Fettsäuren im Körper auftreten kann. Die Gefahr von unerwünschten abortiven Wirkungen wurde bereits erwähnt. Aufgrund des Alkaloid- und Saponingehalts ist außerdem eine genaue Beobachtung der individuellen Reaktion ratsam, denn wie könnte man von einer Heilpflanze erwarten, daß sie gleichzeitig hochwirksam und gänzlich harmlos sei? Hier gilt, wie so oft, der alte Rat des Paracelsus, daß es auf die Dosis ankomme, ob eine Heilpflanze als Arznei oder als Gift wirkt!

Für den Handel ist außerdem auf den Nachweis von Zertifikaten der Erzeuger oder Anbieter zu achten bzw. diese selbst erstellen zu lassen. Sie geben nicht nur Aufschluß über die

Peroxidzahl und mögliche Rückstände, sondern auch über die Zusammensetzung der Fettsäuren. Da für eine Werbung mit dem Hinweis „reich an mehrfach ungesättigten bzw. essentiellen Fettsäuren" ein Anteil über 60 % verlangt wird, natürliches Schwarzkümmelöl aber nur bis maximal 58 % davon enthält, werden sowohl Öle mit gesättigten Fettsäuren (z. B. Palmitinsäure) und fetthaltige Substanzen wie Soja-Lecithin zur „Verlängerung" verwendet. Nach dem deutschen Verbraucherschutzgesetz ist es erlaubt, bei „Nahrungsergänzungen" in der Herstellung bis zu ca. 42 % anderweitige Nahrungsergänzungsfette anstatt zu 100 % aus Schwarzkümmelsamen gepreßtes Öl zu verwenden. Es wurde festgestellt, daß bei solchen Mischölen die Wirksamkeit für eine therapeutische Behandlung und als Mittel zur Vorbeugung bis zu 50 % eingeschränkt sein kann. Es ist daher wichtig, auf die Angabe *100 % reines Schwarzkümmelöl* zu achten.

Bei der Einnahme von Schwarzkümmelöl ist ferner zu beachten, daß sich die Prostaglandin-Synthese im Körper nur sehr langsam vollzieht und die Zufuhr ungesättigter Fettsäuren daher regelmäßig und über einen längeren Zeitraum von mindestens drei, oft sogar sechs Monaten erfolgen muß. Wenn sich der Zustand allerdings auch nach einer längeren Einnahme von Schwarzkümmelöl *nicht* bessert, könnte ein nicht ausreichend durch Enzyme angeregter Stoffwechsel und dadurch ein mangelnder Umwandlungsprozeß der essentiellen Fettsäuren in Gewebshormone die Ursache dafür sein. Es liegt dann ursächlich ein gestörtes, d. h. übersäuertes Darmmilieu vor, so daß der Enzymprozeß beeinträchtigt ist und es vor allem zu einem Mangel an Delta-6-Desaturase kommt. Falsche Ernährung, Allergene, psychische Belastung und Alterungsprozesse werden als Hauptursachen für diese Störung angesehen. Durch die Übersäuerung des Organismus entsteht oft ein vermehrter Verbrauch an Mineralstoffen, der leicht zu Mangelerscheinungen führen kann. Außer einer gesamten Umstellung der Lebensweise hilft hier auch eine erhöhte Zufuhr von Vitaminen (B und C), wofür sich zum Beispiel Früchte wie Papaya, Ananas und Mango anbieten, denen zudem eine hohe Enzym-Mobilität nachgesagt wird. Auch eine Nahrungsergänzung durch Spurenelemente wird empfohlen, besonders Zink – und vor allem viel Geduld!

Selbst unter der Voraussetzung, daß es sich um Schwarzkümmelöl mit erstklassigen Qualitätsmerkmalen handelt, kann es bei der Einnahme zu einer – meistens vorübergehenden – Überreaktion des Magen-Darm-Traktes kommen. Dies ist möglicherweise durch eine heftige Reaktion von Darmpilzen und entsprechende Entgiftungserscheinungen zu erklären, die mit der Reinigung und Entschlackung von toxischen Substanzen und schädlichen Mikroorganismen einhergehen. Auch ein überempfindlicher Magen-Darm-Trakt sowie Sekundärallergien in Form von Lebensmittelunverträglichkeit kommen als Ursachen dafür in Frage. Wie persönliche Erfahrungsberichte belegen, konnten auch starke Entgiftungserscheinungen beobachtet werden, die sich nicht im Magen-Darm-Trakt zeigten, sondern in lymphatischen Reaktionen und über die Haut niederschlugen und sich zusätzlich in großer Müdigkeit und Erschöpfung äußern können. Bei allen diesen Symptomen ist es ganz wichtig, zur Ausscheidung von Fremdstoffen sehr viel Quellwasser und Kräutertees zu trinken und unter Umständen auch die Dosis stark zu senken bzw. zeitweise damit auszusetzen, um der inneren Umprogrammierung nicht nur des Immunsystems, sondern des gesamten Organismus die dafür notwendige Zeit zu lassen.

Die richtige Dosierung und weitere Einnahmeempfehlungen

Schwarzkümmel kann innerlich und äußerlich in Form der Samen, als reines oder in Gelatinekapseln verarbeitetes Öl und als ätherisches Öl verwendet werden. Die zerstoßenen oder pulverisierten Samen sind eine gleichzeitig gesunde und wohlschmekkende Bereicherung der Küche und außerdem in Teemischungen, für Inhalationen und Hautpackungen zu verwenden.

Das Öl hat für Heilzwecke eine konzentriertere Wirkung; hinzu kommt, daß es bereits von der Mundschleimhaut aufgenommen wird und direkt vom Dünndarm absorbiert werden kann. Das Öl wird auch in Gelatinekapseln angeboten; jede Kapsel enthält, je nach Hersteller, 400–500 mg Schwarzkümmelöl, das normalerweise mit natürlichem Vitamin E (D-alpha-Tocopherol) als Antioxidans angereichert ist. Die Darbietung in Kapseln mag vielleicht auch etwas mit dem eher gewöhnungsbedürftigen strengen Geschmack mancher Ölsorten zu tun haben, sicher spielen hier außerdem Verbrauchergewohnheiten eine Rolle: Die Einnahme z. B. bei der Arbeit oder gar im Restaurant ist nicht unbedingt praktikabel, Kinder mögen das pure Öl nicht, und „Lebertypen" vertragen es möglicherweise nicht. Die Verarbeitung von Schwarzkümmelöl in Kapseln schlägt sich allerdings nicht nur in einem deutlich höheren Preis nieder, sondern sie verlangsamt auch die Absorption im Körper und wirft zudem gerade heute die Frage nach der „koscheren" Herkunft der aus tierischen Quellen stammenden kolloiden Substanz der Gelatine auf. Für die Fertigung von Schwarzkümmelöl-Kapseln ist die Verwendung von pflanzlichen oder Vegan-Kapseln nämlich nicht möglich, da sich diese auflösen würden.

Die Anwendung von Schwarzkümmel ist mit jeder anderen medizinischen Behandlung verträglich. Es sollte jedoch von Anfang an Klarheit darüber bestehen, daß es sich um ein natürliches und vergleichsweise sanftes Mittel handelt und keine Sofortheilung von akuten Symptomen zu erwarten ist. Von Verdauungsbeschwerden einmal abgesehen, hilft es so gut wie gar nicht, das Öl hin und wieder einmal sporadisch einzunehmen. Besonders chronische Beschwerden erfordern eine längere und regelmäßige Einnahme in Form einer Kur, die mindestens drei oder sogar bis zu sechs Monaten dauern sollte. Dabei erscheint die Empfehlung sehr sinnvoll, daß sich aufgrund der Herkunft des Schwarzkümmels eine längere Einnahme eher in der warmen als in der kalten Jahreszeit empfiehlt.

Fahrpläne für die Einnahme von Schwarzkümmelöl

Die einfachste Methode

3mal täglich 1/2–1 Teelöffel Öl bzw. 1–2 Kapseln jeweils kurz vor oder während der 3 Hauptmahlzeiten

Die schrittweise Methode

zu Beginn 2–3 Wochen 3mal täglich 1 Teelöffel Öl (entspricht ca. 25 Tropfen) oder 6–8 Kapseln à 500 mg zu den Mahlzeiten; als Erhaltungsdosis und zur Vorbeugung 3–4 Kapseln täglich bzw. 3–4 mal täglich 1/2 Teelöffel Öl

Die Brotmethode

3mal täglich 25 Tropfen, ebenfalls vor den Mahlzeiten, auf ein Stückchen Vollkornbrot träufeln. Gut kauen und einspeicheln, bevor man es herunterschluckt (hat den Vorteil, daß die Enzymbildung im Speichel angeregt wird)

Reduzierte Dosierung für Kinder

3 Wochen 2mal täglich 1/2 Teelöffel bzw. 1 Kapsel; dann 1–2 Kapseln täglich

Gegenanzeigen

Während der Schwangerschaft ist generell von einer Einnahme von Schwarzkümmelpräparaten abzuraten, da die im Körper daraus gebildeten Gewebshormone (Prostaglandine) eine Erweiterung des Muttermundes und dadurch eventuell vorzeitige Wehen verursachen können.

❀

Weitere Beobachtungen und Empfehlungen

❀

Für die Dosierung können zwar allgemeine Richtlinien aufgestellt werden, doch sie beruht auch auf der individuellen Erfahrung. In der Regel kann Schwarzkümmelöl von einer medizinisch reinen Qualität nicht nur unbedenklich über einen längeren Zeitraum eingenommen werden, sondern die Dosis kann auch bei akuten Beschwerden, wie z. B. Pollenallergie, kurzzeitig gesteigert werden.

❀

Am Anfang kann es, wenn auch selten, durch die verdauungsanregende Wirkung zu einem gelegentlichen Aufstoßen kommen, was sich aber nach wenigen Tagen von selbst reguliert.

❀

Bei einem besonders empfindlichen Magen-Darm-Trakt oder einer hin und wieder auftretenden Nahrungsmittelallergie beginnt man besser mit einer Minimaldosierung, da es zu heftigen Reaktionen kommen kann.

❀

Schwarzkümmel wirkt erfahrungsgemäß stark entschlackend und fördert sämtliche Ausscheidungen, z. B. auch über die Haut als unser größtes „Ausscheidungsorgan". Wenn bei der regulären Einnahme die bereits erwähnten Entgiftungserscheinungen auftreten, jongliert man am besten ein wenig mit der passenden Dosierung, damit man sich nicht allzu unwohl fühlt, und vergißt vor allem das Trinken zum Ausschwemmen der Toxine nicht.

❀

Bei Verzehr des puren Samens kann kurzfristig eine leichte Reizung der Schleimhäute in Mund und Speiseröhre auftreten. Wird der Samen mit heißem Wasser überbrüht, z. B. als Tee oder für eine Inhalation, tritt dieser Effekt nicht auf.

Bei Verwendung der Samen ist darauf zu achten, sie immer selbst *frisch* zu zerstoßen bzw. zu mahlen, wenn für bestimmte Anwendungen feines Pulver benötigt wird. Weder für die Hautpflege noch für den Gebrauch in der Küche sollte daher ein handelsfertiges Schwarzkümmelpulver gekauft werden, denn die Tatsache, daß es an Aroma eingebüßt hat oder auffallend streng schmeckt, ist wahrscheinlich ein Hinweis auf Oxidation.

❀

Eine Einnahme des ätherischen Öls wird nicht empfohlen. Äußerlich darf es nur verdünnt angewendet werden, da es leicht hautreizend ist.

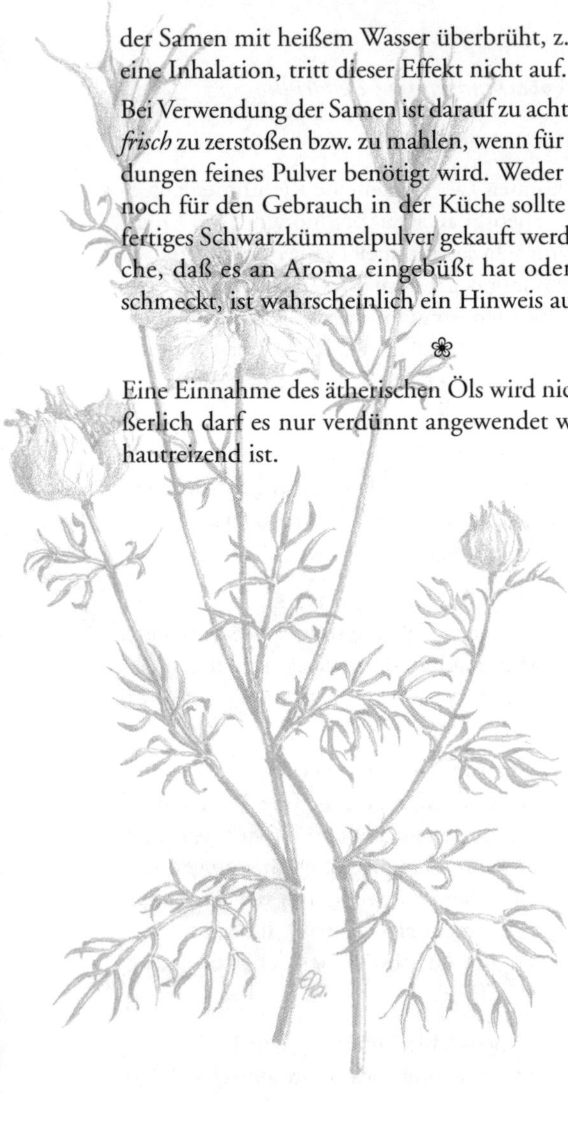

Vorbeugen ist besser als heilen

Schwarzkümmel als Immunkur und zur Darmentgiftung

Zwei sehr wichtige Einsatzmöglichkeiten von Schwarzkümmel, die Regulierung des Immunsystems und die reinigende und ausscheidungsfördernde Wirkung auf das Verdauungssystem, insbesondere die Entgiftung des Darms, sind bereits mehrfach erwähnt worden. Beides gehört auch in den großen Bereich der *Vorbeugung* und *Gesundheitsvorsorge* hinein und wirkt mehr an den Wurzeln und möglichen Ursachen für Krankheiten als an bereits manifest gewordenen Krankheitssymptomen.

Die vielseitige Wirkungsweise von Schwarzkümmel auf das *Immunsystem* läßt sich unter dem Oberbegriff „Harmonisierung" zusammenfassen. So wird ein geschwächtes Abwehrsystem gestärkt und kann sich dadurch vor verschiedensten Krankheitserregern besser schützen; ebenso wird ein auf Reizstoffe überschießend reagierendes Immunsystem reguliert, was zu einer Linderung von allergischen Symptomen führt. Eine kurmäßige Anwendung von Schwarzkümmelöl mit vorbeugender Wirkung kann hier Wunder wirken, vor allem, wenn sie jeweils vor dem Zeitraum mit der voraussichtlich höchsten Belastung erfolgt: also zur Stärkung der Körperabwehr gegenüber Infekten und Erkrankungen der Atemwege vor der kalten Jahreszeit und zur Regulierung des Immunsystems bei allergischen Reaktionen im Frühjahr vor dem Pollenflug. Eine solche Kur mit Schwarzkümmelöl sollte mindestens sechs Wochen oder auch drei Monate dauern. Für die erste Phase von sechs Wochen wird eine Dosis von 3mal täglich –1 Teelöffel Schwarzkümmelöl bzw. 1–2 Kapseln empfohlen. Wenn eine gewisse Stabilisierung des Immunsystems erreicht ist, kann die Dosis auf die Hälfte reduziert werden und später als „Erhaltungsdosis" durch Zufuhr von Schwarzkümmel mit der Nahrung bestehen bleiben.

Die *Darmentgiftung* ist ein wichtiges Thema, da Darmgifte unter Umständen sehr folgenreiche Auswirkungen haben können, wie der von Paracelsus stammende Ausspruch „Der Tod sitzt im Darm" recht drastisch belegt. Sie entstehen in der Regel durch schädliche Darmbakterien und Hefepilze, die sich durch Übersäuerung des Organismus und eine geschwächte Abwehrlage zu stark vermehren und ausbreiten können. Durch Gärungsprozesse werden Stoffwechselgifte freigesetzt, die vor allem bei einer gleichzeitig auftretenden Neigung zu Verstopfung nicht aus dem Darm ausgeschieden werden können.

Diese Darmgifte können vielfältige Krankheitssymptome hervorrufen und bis hin zu funktionellen Organschäden führen. Dazu gehören nicht nur die anfänglich auftretenden Verdauungsbeschwerden, der Wechsel von Durchfall und Verstopfung, lokale Darmentzündungen und Blähungen sowie auch solche Symptome wie unerklärliche Müdigkeit, Erschöpfungszustände und chronische Kopfschmerzen, sondern später und vor allem mit zunehmendem Alter auch Gefäßablagerungen (mit der Gefahr von Gefäßverschlüssen), chronische rheumatische Beschwerden und Gelenkentzündungen, Hautleiden und allergische Erscheinungen. Beispielsweise gilt der Hefepilz *Candida albicans* als ausgesprochen „förderlich" für Neurodermitis-Schübe, da die ständige Präsenz eines im Körper lebenden Fremdkörpers entsprechend überschießende allergische Abwehrreaktionen des Immunsystems provoziert.

Bei schweren Pilzerkrankungen kann Schwarzkümmel selbstverständlich nur zur Unterstützung angewendet werden und therapiebegleitend für solche Maßnahmen wie eine spezielle Anti-Pilz-Diät (keine säurebildende Kost, kein Zukker, kein Weißmehl), Heilfasten und eine Symbioselenkung sein. Die kurmäßige Anwendung von Schwarzkümmelöl zur Vorbeugung, die mit der Stärkung des Immunsystems einhergeht, ist sowohl unproblematischer als auch erfolgversprechender. In den ersten Wochen wird zu den drei Hauptmahlzeiten 1 Teelöffel Schwarzkümmelöl eingenommen oder die Methode angewendet, ca. 25 Tropfen auf ein kleines Stück Schwarzbrot zu träufeln und dieses gut zu kauen, um die Enzymbildung im Speichel anzuregen. Nach etwa 4–6 Wochen kann die Einnahme auf eine Hauptmahlzeit beschränkt werden.

Obwohl Schwarzkümmel äußerst vielfältige Anwendungsmöglichkeiten hat, stehen die Regulierung des Immunsystems und die Entgiftung des Darms dabei an zentraler Stelle, da sie der Ausgangspunkt für viele gesundheitliche Störungen und sich daraus entwickelnde ernstere Erkrankungen sein können. Die essentiellen Fettsäuren übernehmen dabei über die Prostaglandine vor allem die Funktion von immunregulatorischen Substanzen, während Bitterstoffe und Saponine (Nigellin und Melanthin) besonders auf den Verdauungstrakt und die Darmreinigung wirken. Selbstverständlich entfaltet Schwarzkümmel als Komplexmittel auch hier wieder seine Vorzüge durch synergetisches Zusammenwirken von einander hervorragend ergänzenden Inhaltsstoffen.

Auch bei einer rein vorbeugenden Anwendung von Schwarzkümmelöl sollten mögliche Therapieeinschränkungen und in gewissen Fällen auch die sich auf individuelle Erfahrungen stützenden Einnahmeempfehlungen beachtet werden, die in den beiden vorangegangenen Kapiteln zusammengestellt sind.

Ölschlürfen mit Schwarzkümmelöl

Das Schlürfen von Sonnenblumenöl ist ein altes russisches Volksmittel zur Aktivierung der Selbstheilungskräfte, das im wesentlichen einer grundlegenden Entgiftung des Körpers dient. Der russische Arzt Dr. F. Karach hat diese Praxis anläßlich einer Tagung des Allukrainischen Verbandes der Onkologen und Bakteriologen wieder bekanntgemacht. Es hat eine günstige Wirkung bei Kopfschmerzen, Zahnschmerzen, Bronchitis, Ekzemen, Magen- und Darmbeschwerden, Herz- und Nierenproblemen, chronischen Blutkrankheiten, Thrombosen, degenerativen Gelenkerkrankungen und Frauenkrankheiten

Wird das Sonnenblumenöl ganz oder teilweise durch Schwarzkümmelöl ersetzt, kann der Heilvorgang durch dessen besondere Eigenschaften noch unterstützt werden.

Renate Spannagel hat dazu die folgenden Erfahrungen weitergegeben:

„Sonnenblumen- und 100%iges Schwarzkümmelöl – minimal ein Teelöffel, maximal ein Eßlöffel – wird in aller Ruhe 15–20 Minuten im Mund hin und her bewegt und durch die Zähne gesogen. Es ist zuerst dickflüssig, wird dann aber immer dünnflüssiger, wonach es ausgespuckt werden muß. Das Öl darf auf keinen Fall geschluckt werden! Die ausgespuckte Flüssigkeit sollte weiß wie Milch sein. Ist sie noch gelb, ist dies ein Zeichen dafür, daß das Spülen von zu kurzer Dauer war.

Nach dem Ausspucken müssen die Zähne gründlich gereinigt und der Mund mehrmals mit Wasser gespült werden. Danach sollten

Sie die Mundhöhle mit warmem Wasser, dem einige Tropfen 100 % reines Teebaumöl zugesetzt sind, desinfizieren.

In der ausgespuckten Flüssigkeit befinden sich große Mengen von Bakterien, verschiedene Krankheitserreger und andere schädliche Substanzen. Es ist besonders wichtig zu betonen, daß während des Saugens und Schlürfens der Organismus verstärkt entgiftet wird und so ein dauerhaft stabilisierter Gesundheitszustand erreicht werden kann. Zu den auffallendsten Wirkungen gehört die Festigung lockerer Zähne und das Unterbinden von Zahnfleischbluten. Dieser Effekt wird durch das Schwarzkümmelöl besonders verstärkt, auch ein übersteigertes Heiß/Kalt-Empfinden wird normalisiert.

Die Spülung wird am besten morgens vor dem Frühstück vorgenommen. Um den Heilungsprozeß zu beschleunigen, kann der Vorgang dreimal täglich vor dem Essen wiederholt werden.

Möglicherweise kann sich anfangs eine scheinbare Verschlechterung des Gesundheitszustandes einstellen. Dieses Gefühl tritt hauptsächlich dann auf, wenn sich die einzelnen Krankheitsherde zu verflüchtigen beginnen. Man muß so lange behandeln, bis sich im Organismus die ursprüngliche Kraft, die Frische und der ruhige Schlaf wieder eingestellt haben.“

„Eure Nahrungsmittel sollten Heilmittel sein“

Die von dem berühmten griechischen Arzt Hippokrates ausgesprochene Forderung mit dem vollständigen Wortlaut:

Eure Nahrungsmittel sollten Heilmittel sein,
und eure Heilmittel sollten Nahrungsmittel sein

ist heute noch ebenso gültig wie vor 2500 Jahren, als sie aufgestellt wurde, und wird von der Schwarzkümmelpflanze und dem in ihren Samen enthaltenen Öl auf überzeugende Weise erfüllt.

Die Heilkräfte von Pflanzenölen sind seit altersher bekannt. Etwa zeitgleich mit Hippokrates verriet der Philosoph Demokrit das Geheimnis seiner Gesundheit bis ins hohe Alter: „Innerlich Honig und äußerlich Öl!“ Selbstverständlich wurde das damals vor allem gebräuchliche Olivenöl, das entweder durch kalte Erstpressung oder im alten Schlagverfahren gewonnen wurde, auch für die Zubereitung von Speisen verwendet. Bei den heute verbreiteten Anbaumethoden und Ölverarbeitungsverfahren gilt allerdings die Einschränkung, daß nur naturbelassenes, kaltgepreßtes und chemisch unbelastetes Öl das Prädikat „Lebens- und Heilmittel“ verdient – also weder raffinierte Öle noch gehärtete Fette.

Bei der industriellen Herstellung und Härtung von Pflanzenfetten (z. B. zu Margarine) ändert sich die chemische Zusammensetzung der Fettsäuren zu Trans-Fetten oder sogenannten „Fettsäurekrüppeln“, die zwar beim Stoffwechsel in die Zellwände eingebaut werden, aber ihre eigentliche Funktion nicht mehr erfüllen können. Die Zellwände werden durchlässiger, was zur vermehrten Bildung von freien Radikalen und zu krankhaften Veränderungen des Stoffwechsels führt, wozu auch eine Erhöhung des Cholesterinspiegels gehört. Cholesterin ist ein Baustein für die Zellwände und das Nervengewebe und hat als Vorstufe der Gallensäuren und lebenswichtiger Hormone eine entscheidende Aufgabe im Körper. Verändertes und im Übermaß vorhandenes Cholesterin kann sich jedoch an den Innenwänden der Gefäße ablagern und diese verengen. Dies kann der Beginn einer Arteriosklerose mit oft lebensbedrohlichen Auswirkungen sein. Die Ursache für einen zu hohen Cholesterinspiegel wird u. a. auf einen zu großen Verzehr von Fetten aus tierischen Quellen mit einem hohen Gehalt an gesättigten Fettsäuren zurückgeführt.

Besonders wichtig in diesem Zusammenhang und allgemein für die Aktivierung des Stoffwechsels sind pflanzliche Fette und Öle mit vorwiegend ungesättigten Fettsäuren. Ihre chemischen Verbindungen bilden die Voraussetzung für eine einwandfreie Eiweiß- und Fettverbrennung und hemmen damit die Ablagerung von überschüssigen Fetten als „Fettgewebe". Zu kalorienreiche Ernährung, insbesondere ein hoher Fettkonsum mit hauptsächlich gesättigten Fettsäuren und das oft daraus resultierende Übergewicht gehören zu den bekannten Risikofaktoren für einen erhöhten Cholesterinspiegel, Herz- und Gefäßerkrankungen sowie Diabetes und Gicht.

Ernährungswissenschaftler haben darauf hingewiesen, daß nicht ein vollkommener Fettverzicht zur Gewichtsabnahme führt, sondern gerade eine bewußte Zufuhr von täglich etwa 20 Gramm nativer kaltgepreßter Pflanzenöle mit ungesättigten Fettsäuren für die notwendige Verbrennung sorgt. Es wurde außerdem festgestellt, daß ungesättigte und besonders die essentiellen Fettsäuren (vor allem Linol- und Linolensäure) zur Regulierung wichtiger Körperfunktionen lebensnotwendig sind. Während bei früheren Laborversuchen ermittelt worden war, daß ein Anteil von 1 % der gesamten Kalorienzufuhr in Form von essentiellen Fettsäuren zur Förderung eines normalen Wachstums und einer gesunden Entwicklung notwendig ist, wird heute von maßgeblicher Seite immer wieder die Empfehlung ausgesprochen, die Kalorienzufuhr in Form essentieller Fettsäuren auf 10–15 % zu erhöhen. In der Zwischenzeit hat sich erwiesen, daß eine solche hohe Dosierung äußerst wünschenswerte Wirkungen bei zahlreichen Erkrankungen und natürlich auch für deren Vorbeugung zeigt.

Reine kaltgepreßte Pflanzenöle sind demnach wichtige Bestandteile einer *vollwertigen* Ernährung. Da sich durch starkes Erhitzen ihre chemische Struktur in gesundheitsschädigender Weise verändert, werden sie am besten zusammen mit Rohkostsalaten genossen. In dieser Form ist – in kleinen Mengen und vielleicht mit einem neutraler schmeckenden Öl – auch das sehr aromatische Schwarzkümmelöl zu verwenden, wobei 2 Gramm = 1 Teelöffel Öl als Nahrungsergänzung pro Tag schon genügen. Natürlich kann es auch für die Zubereitung von Gemüse- oder Fleischgerichten benutzt werden, denen es einen „orientalisches“ Hauch gibt, doch sollte es möglichst nicht mitgekocht oder -gebraten, sondern erst zum Schluß recht sparsam über die Speisen geträufelt werden.

Die Verwendung von Schwarzkümmelsamen als Gewürz beim Kochen und vor allem beim Backen ist traditionell überliefert. Die Speisen werden damit wohlschmeckender und durch die verdauungsfördernde Wirkung gleichzeitig bekömmlicher. Früher dienten die Samenkörner auch als Pfefferersatz oder wurden wie Koriander benutzt. Da sie einen würzig scharfen und für manchen vielleicht sogar etwas strengen oder bitteren Geschmack haben, ist es vielleicht nicht jedermanns Sache, größere Mengen davon zu verwenden, so daß der Heileffekt gegenüber der würzigen Nahrungsergänzung in den Hintergrund tritt.

Schwarzkümmelsamen können roh (wie gemahlener Pfeffer) über Salate gestreut oder an Gemüse gegeben werden, oder sie können auch ohne Zugabe von Fett vorher in einer Eisenpfanne angeröstet werden. Außerdem können sie feingemahlen (in der Kaffeemühle) oder etwas gröber im Mörser zerstoßen im Brotteig mitgebacken oder ganz, wie Mohn und Sesam, auf Fladenbrote und Gebäck gestreut werden. Besonders nährstoffreich sind aus den Samen gekeimte Schwarzkümmel-Sprossen. Der eigenen Phantasie und Intuition sind hier fast keine Grenzen gesetzt, trotzdem sind zum Schluß des Buches noch einige Rezeptvorschläge zusammengestellt worden.

Schwarzkümmelsamen sind auch für Teeaufgüsse zu verwenden, entweder pur oder in verschiedenen Kräuterteemischungen, die sowohl der Geschmacksverbesserung als auch einem gezielteren Einsatz bei bestimmten Beschwerden dienen. Wegen der empfindlichen Inhaltsstoffe sollten die Samen, wie grüner Tee, zwar mit heißem (ca. 80° C), aber nicht mehr kochendem Wasser überbrüht werden. Je nach Auswahl der Zutaten haben sie hierbei sehr gute Heilwirkungen, z. B. bei Verdauungsproblemen, Erkältungskrankheiten oder Schlafstörungen. In dem folgenden Kapitel sind unter den jeweiligen Krankheitsbildern verschiedene Teerezepte aufgenommen. Da manchmal weder eine Kur zur Vorbeugung noch der Griff ins Gewürzregal genützt hat, heißt dieses: „Heilanwendungen und ausgewählte Spezialrezepturen".

Heilanwendungen und ausgewählte Spezialrezepturen*

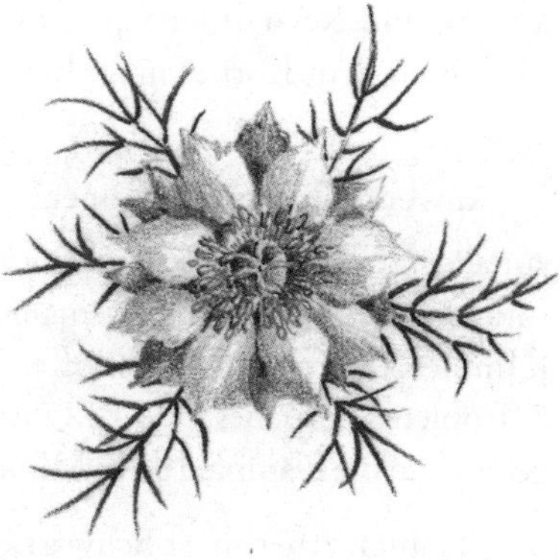

** Die Symptome und Krankheitsbilder werden nicht alphabetisch, sondern in größeren, innerlich zusammenhängenden Gruppen behandelt. Sofern vorhanden, habe ich eigene Erfahrungen und Fallgeschichten dokumentiert*

Allgemeine Abwehrschwäche

Durch eine Störung des Immunsystems kann es zu einer generalisierten Abwehrschwäche kommen, die sich zuerst in vegetativer nervlicher Erschöpfung, großer Infektanfälligkeit, der Neigung zu chronisch wiederkehrenden Beschwerden bzw. Erkrankungen äußert und schließlich zum Nährboden für bösartige Entgleisungen werden kann. Schwarzkümmelöl wirkt hier durch seine mehrfach ungesättigten Fettsäuren und die zugesetzten antioxidativen Vitamine und trägt durch eine längere kurmäßige, vor allem auch vorbeugende Anwendung zur Stärkung und Revitalisierung des Immunsystems bei. Zusätzlich sollten dem Körper noch Enzyme zugeführt werden.

Anwendungsempfehlungen:

Inhalation: zur allgemeinen Anregung und Belebung des Immunsystems: 1 Tasse frischgemahlenen Schwarzkümmelsamen oder $^{1}/_{2}$ Eßlöffel fettes Öl oder 5 Tropfen ätherisches Öl auf 1 Liter heißes Wasser geben und die Dämpfe 10–15 Minuten inhalieren.

Bad: 5–8 Tropfen ätherisches Schwarzkümmelöl, mit etwas Sahne emulgiert, ins Badewasser geben.

Massage: 100 ml Jojoba- oder Macadamianußöl mit 15–20 Tropfen ätherischem Schwarzkümmelöl mischen und zur Ganzkörpermassage verwenden.

innerlich: zur Stabilisierung des Immunsystems durch eine längere kurmäßige Behandlung: 2–3mal täglich jeweils –1 Teelöffel Schwarzkümmelöl bzw. 2–3 Kapseln zu den Hauptmahlzeiten, für die Dauer von 3 Wochen; danach täglich 1 Teelöffel Schwarzkümmelöl bzw. 2–3 Kapseln zu einer Hauptmahlzeit, für die Dauer von ca. 4–6 Monaten.

Weitere Hinweise zur Immunkur mit Schwarzkümmelöl finden sich im Kapitel „Vorbeugen ist besser als heilen".

Allgemeine Abwehrschwäche mit vegetativer Erschöpfung

Diese tritt häufig bei „negativem Streß" und dem permanenten Gefühl von Überlastung auf. Eine Behandlung mit Schwarzkümmelöl wirkt kräftigend und führt zu einer spürbaren Leistungssteigerung.

Anwendungsempfehlung:

2mal täglich 1 Glas frischgepreßten Orangensaft (Vitamin C) oder Karottensaft (Vitamin A) mit 1 Teelöffel Schwarzkümmelöl und 1 Teelöffel Honig vermischt trinken. Zusätzlich können pro Tag 3 Schwarzkümmelöl-Kapseln eingenommen werden, maximal für die Dauer eines Monats.

Zur Ergänzung sind die Vorschläge für die äußere Anwendung unter „Allgemeine Abwehrschwäche" sehr geeignet.

Potenzstörungen als Ausdruck allgemeiner Schwäche

Im Orient weiß man schon lange, was bei Potenzstörungen, d. h. zeitweilig auftretender Impotenz (medizinisch als „erektile Dysfunktion" umschrieben) gut ist. Schwarzkümmel gehört zu den bewährten Hausmitteln für die Stärkung der männlichen Libido. Er wirkt gefäßerweiternd und damit kreislauffördernd, regt die Körpersekretion an und fördert eine erhöhte Ausschüttung des männlichen Sexualhormons. Hinzu kommt eine sanfte psychische Wirkung bei seelischer Verstimmung.

In der Medizin des Orients wird Schwarzkümmel gerne mit anderen potenzsteigernden Mitteln gemischt. Nachfolgend zwei alte überlieferte Rezepte:

- 1 Eßlöffel (ca. 5 g) Bockshornkleesamen („Griechisches Heu“, *Trigonella foenum-graecum)* in 1 Glas Wasser kochen, abkühlen lassen und durchseihen. Mit jeweils 1 Teelöffel Honig und Schwarzkümmelöl vermischt am Abend trinken. Falls verfügbar, kann auch noch 1/2 g Amber damit vermischt werden.
- 1 Tasse (ca. 100 g) feingemahlenen Schwarzkümmelsamen mit 1 Tasse Echter Alantwurzel *(Inula helenium)*, 2 Eßlöffeln Bockshornklee und 1 Eßlöffel Origano vermischen und davon täglich 1 Eßlöffel mit etwas Honig einnehmen.

Abwehrschwäche mit autoaggressiver Immunreaktion (allergische und rheumatische Symptome)

Das andere Extrem einer gestörten Körperabwehr ist eine überschießende Immunreaktion, die z. B. Allergien und verschiedene Erkrankungen des rheumatischen Formenkreises, aber auch schwere chronische Leiden wie Leukämie und multiple Sklerose hervorrufen kann. Hier wird ebenfalls zu einer kurmäßigen – auch vorbeugenden – Anwendung von Schwarzkümmelöl zur sanften, aber gründlichen Umstimmung geraten.

Anwendungsempfehlung:

3mal täglich jeweils 1 Teelöffel Schwarzkümmelöl zu den 3 Hauptmahlzeiten, für die Dauer von 3 Wochen. Danach täglich 1 Teelöffel Schwarzkümmelöl bzw. 2–3 Kapseln zu einer Hauptmahlzeit, für die Dauer von 4–6 Monaten fortsetzen.

Frau Gerry R., 55 Jahre alt, war seit acht Monaten an einer lymphatischen Leukämie erkrankt, der eine Autoimmun-Erkrankung vorausgegangen war. Außerdem litt sie seit etwa einem Jahr unter einer schmerzhaften Arthritis des rechten Hüftgelenks, so daß sie auf dieser Körperseite nicht mehr liegen konnte und ihr längeres Gehen unmöglich war.

Die ärztlich überwachte Behandlung begann mit einer vorsichtigen Dosierung von 3mal 1 Kapsel an den ersten beiden Tagen; sie wurde dann auf 3mal 2 Kapseln erhöht, und zusätzlich wurde 2mal täglich 1 Teelöffel Schwarzkümmelöl eingenommen.

Die Patientin stellte zu Anfang Reaktionen wie Blähungen und Aufstoßen fest, die sich jedoch nach etwa zwei Wochen verringerten. Außerdem traten in diesem Zeitraum häufige Kopfschmerzen und eine zunehmende Müdigkeit auf, was vermutlich auf die beginnende Ausscheidung von toxischen Substanzen zurückzuführen war.

Nach etwa zwei Monaten ließen die Beschwerden am Hüftgelenk nach. Die Patientin konnte wieder fast schmerzfrei auf der betroffenen Seite liegen, und sie konnte auch wieder längere Strecken zu Fuß bewältigen. Außerdem verbesserte sich ihr Schlaf.

Nach fast drei Monaten wurden die Laborwerte überprüft. Im Vergleich zur Voruntersuchung, die vor Beginn der Schwarzkümmel-Behandlung stattgefunden hatte, war eine tatsächliche Verbesserung von einigen krankheitsrelevanten Laborwerten (wie Leukozytenzahl und IgG) festzustellen. Andere Ergebnisse waren noch unverändert, es war jedoch nirgendwo zu einer Verschlechterung gekommen.

Als Erhaltungsdosis hat Frau R. die Einnahme mit 3mal täglich 2 Schwarzkümmelöl-Kapseln weiter fortgesetzt.

Entzündliche und allergisch bedingte Hauterkrankungen (Dermatitis und Ekzeme)

Hierzu gehören mit starkem Juckreiz verbundene Hautausschläge, allergische Dermatitiden und Ödeme, Nesselsucht, Ekzeme und Neurodermitis. Durch die Kombination seiner Inhaltsstoffe hat Schwarzkümmel hier eine gleichzeitig entzündungshemmende und immunregulatorische Wirkung und kann innerlich und äußerlich sehr gut eingesetzt werden zur:

- Beseitigung des Juckreizes
- Harmonisierung des überreagierenden Immunsystems
- Förderung der Abheilung von befallenen Hautpartien.

Da für diese Form der Anwendung eine lange Überlieferung existiert, sind auch einige alte Rezepte aufgenommen worden.

Altes koptisches Rezept gegen Juckreiz der Haut (Krätze)

Schwarzkümmelsamen zermahlen und zusammen mit Knoblauch, Natron, ausgereiftem Essig (später wird gerne Apfelessig verwendet), Tannenharz und Rettichöl aufkochen lassen. Nach dem Erkalten als Salbe verwenden. Die Prognose: „Die erkrankte Haut wird sich ablösen. Nach drei Tagen mit warmem Wasser abwaschen."

Ayurvedisches Rezept gegen Ekzeme und Schuppenflechte

Jeweils 2 Unzen zerstoßene Schwarzkümmelsamen, *Psoralia corylifolia* (Drüsenklee), *Bdellium* (Balsamstrauch) und 1 Unze *Sulfur* (Schwefel) werden mit Kokosnußöl zu einer Paste verarbeitet und auf die betroffenen Hautstellen aufgetragen.

Alte europäische Rezepte gegen Ausschläge und andere Hautleiden

Bereits seit Plinius (1. Jh.) ist die Anwendung von Schwarzkümmel und Apfelessig gegen Hautausschläge überliefert:

- Schwarzkümmelsamen mahlen und mit Apfelessig vermischt wie ein Pflaster auflegen
- wird bei Hieronymus Bock (16. Jh.) auch als Mittel „gegen Knollen, Geschwulste, Hautflechten und hitzige Schäden“ erwähnt
- hilft, mit Urin (!) vermischt, auch gegen Warzen und Dornwarzen (nach Tabernaemontanus, 18. Jh.)
- Feingemahlene Schwarzkümmelsamen werden in Obstessig gesotten, bis das Pulver eindickt und dann mit Nußöl zu einer Salbe vermischt. Die von Ausschlag betroffenen Hautpartien über Nacht damit einschmieren (Zedler, 18. Jh.)
- *Schwarzkümmel-Hautöl gegen Ekzeme:*
  3 Eßlöffel Schwarzkümmelöl werden in einer Pfanne erhitzt und 3 Eßlöffel feingemahlene Schwarzkümmelsamen darin ausgebacken. Abseihen und abkühlen lassen. Kühl aufbewahren und kühl auftragen – hat dadurch eine stärker lindernde Wirkung.

Alte arabische Rezepte gegen Ekzeme

äußerlich:

- *Schwarzkümmelpaste:* 2 Teile Apfelessig und 1 Teil gemahlene Schwarzkümmelsamen werden aufgekocht und durch Hinzufügung von 1 Teil Stärkemehl oder eines anderen Bindemittels zu einer Paste verarbeitet. Nach dem Abkühlen mehrmals täglich auf die betroffenen Hautstellen auftragen. – Anstelle des Stärkemehls oder zusätzlich kann auch Heilerde verwendet werden.

- *Schwarzkümmeltinktur:* 2 Teile Apfelessig und 1 Teil gemahlene Schwarzkümmelsamen werden miteinander vermischt und 6 Stunden ziehen gelassen. Durchseihen und nochmals 24 Stunden stehen lassen. Die überstehende Flüssigkeit abgießen und den Bodensatz, der sich abgelagert hat, im Verhältnis 1:1 mit Schwarzkümmelöl mischen. Mehrmals täglich auftragen.
- *Variante:* Der Bodensatz wird im Verhältnis 4:2:1 mit Heilerde und Apfelessig gemischt. Unter Rühren etwa 2–3 Minuten erwärmen. Vor dem Auftragen auf die Haut (am besten über Nacht) im Verhältnis 1:1 mit Schwarzkümmelöl mischen.

innerlich zur Unterstützung:

- 1 Teil feingemahlene Schwarzkümmelsamen werden in 2 Teilen Apfelessig aufgekocht. Während des Kochens langsam 1 Teil Schwarzkümmelöl hinzufügen. Abkühlen lassen und kühl stellen. 3mal täglich 1 Teelöffel davon einnehmen.

Behandlungsvorschläge bei chronischer allergischer Dermatitis

äußerlich:

die betroffenen Hautstellen mit unverdünntem Schwarzkümmelöl einreiben oder Schwarzkümmelöl mit Teebaumöl im

Verhältnis 1:1 mischen; sofortige hervorragende Wirkung gegen Juckreiz, aber zur Vermeidung von Gegenreaktionen zuerst an einer kleinen Hautstelle ausprobieren. In manchen Fällen empfiehlt sich für die Mischung auch die Verwendung von ätherischem Lavendel- oder Kamillenöl.

Gesichtsdampfbäder:
1–2 Eßlöffel Schwarzkümmelsamen oder Eßlöffel fettes Öl oder 5 Tropfen ätherisches Öl in 1 Liter heißes Wasser geben und die Dämpfe mindestens einmal täglich 10–15 Minuten auf die Gesichtshaut einwirken lassen.

innerlich (längere kurmäßige Anwendung):
3mal täglich 1 Teelöffel Schwarzkümmelöl bzw. 2–3 Kapseln zu den 3 Hauptmahlzeiten; auch nach Abklingen der akuten Beschwerden als Erhaltungsdosis die Einnahme zu einer Mahlzeit fortsetzen.

Ein junger Mann, von Beruf Automechaniker, litt unter einer chronischen allergischen Dermatitis (möglicherweise ein allergisches Kontakt-Ekzem). Sie trat vor allem an den Händen auf, die gerötet und stark geschwollen waren, was ihn natürlich bei der Arbeit außerordentlich stark behinderte. Außerdem kam es häufig zu tiefen Hautrissen mit Blutungen.

Nach dreiwöchiger Einnahme von täglich 2–3 Teelöffeln Schwarzkümmelöl und gleichzeitiger Einreibung mit einer Schwarzkümmelcreme war eine langsame Normalisierung der Hautzellen zu beobachten. Zunächst verschwanden die massiven Symptome in Form der Blutungen und Hautspalten, allmählich ließ auch die Schwellung und Rötung der Hände nach.

Dirk S., 28 Jahre alt, hatte eine allergische Stelle an der rechten Schläfe, etwa in der Größe eines Fünfmarkstücks, die etwa einmal wöchentlich auftrat. Der Mann hatte drei Jahre Cortisonsalbe verwendet, doch das allergische Symptom kehrte aus ungeklärten Ursachen immer wieder.

Er begann eine Behandlung mit Schwarzkümmelöl und rieb nicht nur die betroffene Hautstelle damit ein, sondern unterstützte dies auch durch die innerliche Einnahme von 3mal täglich 2–3 Kapseln. Nach nur drei Wochen war der häßliche Fleck für immer verschwunden.

Der „Sonderfall" Neurodermitis

Bei Neurodermitis handelt es sich um eine chronisch entzündliche Hauterkrankung, die vor allem an den Gelenkbeugen, an den Armen, an Hals, Nacken, Schultern und Brust sowie im Gesicht auftritt. Die Ekzembildung ist von oft quälendem Juckreiz, Schwellung und Verschuppung begleitet. Warum diese Erkrankung so drastisch zunimmt und auch immer häufiger schon bei Kindern auftritt, ist noch ungeklärt. Neurodermitis wird zumeist auf das Zusammenwirken mehrerer Faktoren, darunter auch allergischen, zurückgeführt und zeigt individuell ganz unterschiedliche Formen.

Durch seine immunregulierenden und entzündungshemmenden Eigenschaften kann Schwarzkümmel in vielen Fällen, auch begleitend zu anderen Therapien, zumindest eine starke Linderung der Symptome bewirken oder sogar zur völligen Beschwerdefreiheit führen.

Einnahmeempfehlung

- (nur als längerfristige Kur und in den meisten Fällen zur Unterstützung anderer Therapien): 2–3mal täglich zu den Hauptmahlzeiten 1 Teelöffel Schwarzkümmelöl bzw. 2 Kapseln.
- *äußerlich* (zur Verminderung des Juckreizes und für eine schnellere Abheilung): Schwarzkümmelöl im Verhältnis 1:1 mit Teebaumöl mischen und mehrmals täglich auf die betroffenen Hautpartien tupfen. Oder 100 ml Jojobaöl mit 20 ml Schwarzkümmelöl und 20 Tropfen Teebaumöl mischen und die Haut damit behutsam einreiben.

Zur Vorsicht bei der Anwendung und einem vorhergehenden Empfindlichkeitstest wird geraten!

Mykosen

Der Befall des Organismus durch schädliche Pilze wird ebenfalls durch ein geschwächtes Immunsystem mitverursacht. Hinzu kommen Ernährungsfehler (zuckerreiche, aber ballaststoffarme Nahrung) und eine daraus resultierende Übersäuerung als ideales Terrain für pathogene Keime. Pilze setzen sich bevorzugt im Darm, in der Scheide und auf der Haut fest. Sie können mit Schwarzkümmelöl sowohl wegen seiner immunstärkenden Wirkung als auch seiner antimykotischen Eigenschaften zumindest therapieunterstützend behandelt werden. Schwarzkümmel ist besonders effektiv gegen verschiedene Aspergillus-Arten (Schimmelpilze). Dies ist vor allem auf das ätherische Öl zurückzuführen, wobei sich Verdünnungen wirksamer als hohe Konzentrationen erwiesen haben.

Hautpilze

Altes arabisches Rezept bei Hautpilzen

Benötigt wird hierfür jeweils 1 Glas Apfelessig, feingemahlene Schwarzkümmelsamen und Schwarzkümmelöl. Der Essig wird aufgekocht und der Schwarzkümmel dazugegeben. Durchseihen und dann das Öl hinzufügen. Alles gut miteinander vermischen und mehrmals täglich auf die betroffenen Stellen auftragen.

Moderne Tips

- Anstelle des Öls kann zum Binden auch ein Stärkemehl oder Heilerde verwendet werden, wenn eine festere Konsistenz gewünscht wird.

- Die Mischung vor dem Hinzufügen des Öls zuerst abkühlen lassen und im Kühlschrank aufbewahren!
- Die betroffenen Hautstellen können auch mit Schwarzkümmelöl pur oder im Verhältnis 1:1 mit Teebaumöl gemischt behandelt werden.

Darmpilze

Innerliche Anwendung für die Entgiftung von Darmpilzen

Hier gelten die Richtlinien, die im Kapitel „Vorbeugen ist besser als heilen" über die kurmäßige Anwendung zur Darmentgiftung ausführlich beschrieben wurden:

- 3 Wochen 3mal täglich 1 Teelöffel oder 6 Kapseln Schwarzkümmelöl zu den Mahlzeiten; danach Reduzierung auf 3 Kapseln.

Altes arabisches Rezept gegen Darmpilze

1 Glas Apfelessig, 1/2 Glas feingemahlene Schwarzkümmelsamen und 1/2 Glas Schwarzkümmelöl zu sirupartiger Konsistenz einkochen. 3mal täglich 1 Eßlöffel davon vor den Mahlzeiten einnehmen.

Scheidenpilze

Begleitend zur Darmentgiftung kann auch eine lokale Therapie mit *ätherischem* Schwarzkümmelöl wie folgt versucht werden:

- Die Scheidenregion mit hochverdünntem ätherischem Öl (5 Tropfen auf 1 Liter Wasser) reinigen oder ein Sitzbad machen.
- Zur Herstellung eines „Aromatampons" werden 10 Tropfen ätherisches Schwarzkümmelöl mit 30 ml Jojobaöl vermischt. Tampon damit tränken und einführen. Mehrmals täglich wechseln.

Allergische und infektiöse Erkrankungen der Atemwege

Hierzu gehören zumeist allergisch bedingtes Bronchialasthma, Pollenallergie (Heuschnupfen), chronische Bronchitis, Lungenemphysem, hartnäckiger Reizhusten und Virusinfektionen in Form von Erkältungen, die sich in Symptomen wie Schnupfen, Husten, Nebenhöhlenvereiterung u. a. äußern.

Durch seine ätherischen Wirkstoffe Nigellon und Thymochinon sowie die Prostaglandine hat Schwarzkümmel eine sekretlösende und gefäßerweiternde, also stark entkrampfende Wirkung. Ergänzt durch den regulierenden Einfluß auf das Immunsystem, sprechen Beschwerden in diesem Anwendungsbereich auf eine Schwarzkümmel-Behandlung in den allermeisten Fällen außerordentlich positiv an.

Es ist kaum bekannt, daß Asthma inzwischen so etwas wie eine „Volkskrankheit" geworden ist: 10% der Bevölkerung und sogar 15% der Kinder sind bereits daran erkrankt. Die sekretlösende und gefäßerweiternde Wirkung des Schwarzkümmels auf die asthmatischen Symptome sowie sein Einfluß auf die Ursachen durch die Harmonisierung des Immunsystems bringt zumindest eine deutliche Linderung. Vor allem bei schwerem Asthma ist allerdings unbedingt auf die Einschränkung *therapieunterstützend* zu achten!

Überall, im Vorderen und Mittleren Orient und allen Teilen Europas, ist seit alters her die folgende Methode überliefert – vielleicht, weil sie so verblüffend einfach und dabei hochwirksam ist:

Inhalation bei Asthma und Heuschnupfen

1 Glas frischen, feingemahlenen Schwarzkümmelsamen in eine Schüssel geben und mit 1 Liter kochendem Wasser übergießen. Die Dämpfe etwa eine Viertelstunde inhalieren.

Weitere Tips

- besonders wirksam abends vor dem Zubettgehen
- 1/2 Eßlöffel fettes Öl oder 5 Tropfen ätherisches Öl anstelle der Samen oder zusätzlich verwenden
- kein kochendes, sondern nur heißes Wasser von ca. 80° C nehmen
- ein großes Handtuch über den Kopf decken
- auch bei Pollenallergie (Heuschnupfen) anzuwenden
- *zusätzlich den Brustbereich mit Schwarzkümmelöl einreiben* – das fette Öl pur oder ein paar Tropfen ätherisches Schwarzkümmel- und Teebaumöl mit einem hautfreundlichen Körperöl vermischt.

Altes europäisches Rezept für eine Tinktur
(wird in verschiedenen Kräuterheilbüchern des 16.–18. Jh. erwähnt)

Schwarzkümmelsamen werden zerstoßen, in Wein gesotten und durchgeseiht. Wird davon morgens und abends ein Becher warm getrunken, „so erwärmt und reinigt dies Brust und Lungen, erweicht den dicken, zähen Schleim, erleichtert den Auswurf, hilft bei Atemnot und Keuchen".

Altes arabisches Rezept für einen Sirup

- 1 Teil gemahlene Schwarzkümmelsamen
  2 Teile Honig
  1 zerdrückte Knoblauchzehe oder die entsprechende Menge geriebenen Ingwer

werden gut miteinander vermischt. Von diesem Sirup wird einige Wochen lang jeden Morgen 1 Teelöffel eingenommen.

- Knoblauch/Ingwer und Honig können auch gemeinsam mit den Schwarzkümmelsamen zu der oben beschriebenen Inhalation verwendet werden.

Altes (noch immer sehr empfehlenswertes) Teerezept

- 3 Teile Schwarzkümmelsamen
  2 Teile Süßholzwurzel
  1 Teil Anissamen

fein zerstoßen und mit heißem Wasser überbrühen. 10 Minuten ziehen lassen, durchfiltern und mit Honig gesüßt trinken. – Hat gleichzeitig eine gute Wirkung auf den Magen und ist sehr entspannend.

Einnahmeempfehlung bei Pollenallergie

Außer den bereits beschriebenen Inhalationen wird eine längere vorbeugende Einnahme von Schwarzkümmelöl zur Regulierung des Immunsystems empfohlen. Damit ist möglichst einige Monate vor Beginn des Pollenflugs zu beginnen, und dies ist bis zum Sommer fortzusetzen.

- Zur Vorbeugung: 2–3mal täglich 1/2–1 Teelöffel Schwarzkümmelöl bzw. 1–2 Kapseln.
- Als Höchstdosis während der Pollenflugzeit: 2–3mal täglich 1– (maximal) 2 Teelöffel oder 2–3 Kapseln.

Grippe und Erkältungskrankheiten

Als Schutz vor allgemeiner *Infektanfälligkeit* und besonders zur Vorbeugung wird eine längere kurmäßige Schwarzkümmelöl-Behandlung empfohlen. Grippale Infekte sollten dann zumindest wesentlich seltener auftreten. Wenn es trotzdem zu den für eine Erkältung typischen Symptomen kommt, hat Schwarzkümmel hier auch als Erste Hilfe aus der Hausapotheke eine ganze Menge zu bieten.

Hierfür wird bereits in den alten europäischen Quellen – wahrscheinlich aufgrund der kalten und nassen Witterungsverhältnisse – eine Vielzahl von inneren und äußeren Anwendungsmöglichkeiten empfohlen. Sehr beliebt ist die schon unter „Asthma und Heuschnupfen“ beschriebene Inhalation außerdem gegen Schnupfen, Katarrh und Atemnot.

- Schwarzkümmelsamen auf Räucherkohle verbrennen (wir können heute natürlich das ätherische Öl in der Duftlampe verwenden)
- Schwarzkümmelsamen zerstoßen, in ein seidenes oder leinenes Tüchlein binden und oft daran riechen

verfeinerte Variante:

- Schwarzkümmel- und Anissamen in einer Eisenpfanne rösten, mit destilliertem Majoranwasser befeuchten, in ein Tüchlein binden und öfter einmal daran riechen.

Altbewährte Rezepte für Nasentropfen

Wir können es uns heute einfach machen und bei Erkältungen mit starker Sinusitis den gesamten Nasenbereich, einschließlich der Nasenlöcher, mit Schwarzkümmelöl einreiben, was zusätzlich zum Inhalieren schleimlösend wirkt. Die beiden folgenden Spezialrezepte, die aus dem 18. Jh. überliefert sind, helfen auch bei *Nebenhöhlen- und Stirnhöhlenvereiterung.*

- Zerstoßene Schwarzkümmelsamen mit altem Baumöl (damit ist Olivenöl gemeint) mischen. Den Kopf so weit wie möglich nach hinten legen und 3–4 Tropfen in jedes Nasenloch träufeln.

• *Sehr guter Tip:* Den Mund voll Wasser nehmen, damit das Öl nicht hineinfließen kann.

Für Fortgeschrittene:

- Nardensamen (Schwarzkümmel) mit Veilchenwurzel *(Iris florentina)* zerstoßen und zu einem feinen Pulver durchsieben. Lavendelblüten, Katzenminze, Majoran, Lorbeerblätter und Kamille zu gleichen Teilen sieden lassen, dann durchseihen. Mit dem Pulver vermischen und wie Nasentropfen verwenden. – Hinweis: Wirkt sehr reinigend, macht die Nebennasen- und Stirnhöhlen frei und bringt den (durch die Krankheit) verlorenen Geruchssinn wieder.
- Pulverisierter Schwarzkümmelsamen oder auch Öl, in die Nase gerieben, soll sowohl gegen Kopfschmerzen als auch Star im Anfangsstadium helfen.

Drei Rezepte bei Ohrenschmerzen

- Einige Tropfen Schwarzkümmelöl mit einer Pipette direkt in den Gehörgang träufeln und etwas Öl hinter dem Ohr einmassieren

- 2 Eßlöffel feingemahlene Schwarzkümmelsamen in 2 Eßlöffel Schwarzkümmelöl, das in einer Pfanne bereits leicht erwärmt wurde, geben und ausbacken. Durchseihen und abkühlen lassen. Diesen Ölsud 3mal täglich in das Ohr streichen. – Dies soll auch eine Wirkung auf die Nebenhöhlen haben.
- In Olivenöl angebratene Schwarzkümmelsamen werden mit Mastix-Pistazienharz vermischt und sollen nicht nur gegen Ohrenschmerzen, sondern auch bei Taubheit helfen.

Altbewährte Rezepte bei Fieber

- Bei „wiederkehrendem Fieber" wird empfohlen, 2 Teile Schwarzkümmelsamen und 1 Teil Petersiliensamen in angewärmtem Wein einzunehmen, „um zu schwitzen und das Fieber zu vertreiben".
- Schwarzkümmelsamen fein zerstoßen, mit Bingelkrautsaft vermischen und zu kleinen „Pillen" drehen, wovon täglich 2–3 eingenommen werden.

Zur Behandlung der akuten Symptome und zur Steigerung der Abwehrkräfte sollte ferner die Teemischung aus Schwarzkümmel, Süßholz und Anis, mit Honig gesüßt, über den Tag verteilt getrunken werden. – Für Kinder ist besonders warme Milch mit Schwarzkümmelöl und Honig zu empfehlen: auf 1 Tasse Milch jeweils 1 Teelöffel Öl und Honig. – Schleimlösend und allgemein sehr reinigend wirkt auch der Schwarzkümmelsirup mit Honig, Knoblauch und Ingwer.

Weitere Anwendungen „rund um den Kopf"

Zahnschmerzen und Zahnfleischentzündung

Die begleitende Heilwirkung von Schwarzkümmel bei Beschwerden und Erkrankungen im Mundbereich erklärt sich aus seinen antibakteriellen, entzündungshemmenden und schmerzstillenden Eigenschaften. Aus verschiedenen Kulturen sind alte Rezepte überliefert, die durch neue Erfahrungen ergänzt werden. Hier einige von ihnen zur Auswahl:

- Am einfachsten: die schmerzenden Stellen mit 1–2 Tropfen Schwarzkümmelöl einreiben
- Schwarzkümmelöl (anstelle des gebräuchlichen Sonnenblumenöls) zum „Ölschlürfen" verwenden: morgens nüchtern 1 Teelöffel Schwarzkümmelöl gründlich durch die Zähne ziehen und „kauen". Danach muß das Öl ausgespuckt und der Mund gründlich gereinigt werden, da es viele Giftstoffe aus der Mundhöhle aufgenommen hat
- Zerstoßene Schwarzkümmelsamen mit Olivenöl zu einer Paste verstreichen und Zähne und Zahnfleisch damit einreiben
- Anstelle des Öls kann auch Apfelessig verwendet werden
- 1 Glas Apfelessig erwärmen und 2 Eßlöffel feingemahlenen Schwarzkümmelsamen nochmals 5 Minuten darin aufkochen. Durchseihen. Mehrere Tage lang zur ausgiebigen Mundspülung verwenden
- Je 1 Eßlöffel Schwarzkümmelsamen, Aniskörner und Gewürznelken fein pulverisieren und miteinander ver-

mischen. Nach dem Zähneputzen 1 Teelöffel davon ohne Zugabe von Flüssigkeit in den Mund nehmen, gut einspeicheln und das Zahnfleisch darin „baden", bis sich die Mischung herunterschlucken läßt

- Dieses Gewürzpulver nach einem alten orientalischen Rezept soll auch bei Kopfschmerzen helfen, die von den Augen ausgehen.

Augenschmerzen

Durch Überanstrengung der Augen, vor allem aufgrund von Bildschirmarbeit, sind Augenschmerzen zu einer weitverbreiteten „Zeiterscheinung" geworden, die häufig auch Kopfschmerzen mitverursachen kann. Dagegen helfen

- *Augenkompressen* mit Schwarzkümmel: 1 Eßlöffel Schwarzkümmelsamen wird in 1 Tasse Wasser aufgekocht. 10 Minuten ziehen lassen und durchseihen
- Unterstützend können die Schläfen vor dem Schlafengehen mit Schwarzkümmelöl eingerieben werden
- In der ayurvedischen Medizin wird eine Abkochung aus *Kalonji* (schwarzer Zwiebelsamen alias Schwarzkümmel), *Curcuma* (Gelbwurz) und *Kassumar*-Ingwer gegen Sehtrübung aufgrund von entzündeten Schleimhäuten empfohlen (wir würden dies modern „Bindehautentzündung" nennen).
- Außerdem können Schwarzkümmelsamen in Rosenwasser eingeweicht und dann als Augentropfen bei Bindehautentzündung verwendet werden.

Kopfschmerzen

Die Verwendung von Schwarzkümmel gegen Kopfschmerzen wird schon in einer Reihe von alten Heilbüchern erwähnt und durch die verschiedensten Rezepte belegt. Für die moderne Forschung setzt die Wirkung auf mehreren Ebenen an, zum Beispiel

- durch eine Regulierung des Hormonsystems
- durch Gefäßerweiterung (Wirkung der Prostaglandine)
- durch vermehrte Ausscheidung von Harnsäure und damit Ausgleich des pH-Wertes bei Übersäuerung.

Im akuten Fall können 2mal täglich 1 Teelöffel Schwarzkümmelöl bzw. insgesamt 6 Kapseln pro Tag eingenommen werden, längstens für die Dauer von 3 Wochen. – Die Therapie ist wirksam durch weitgehenden Verzicht auf Süßigkeiten zu unterstützen.

- Zusätzlich können die Schläfen mit Schwarzkümmelöl eingerieben werden. Dies fördert die Entgiftung und durch die ätherischen Wirkstoffe eine bessere Durchblutung.

Altbewährte europäische Rezepte

- Pulverisierter Schwarzkümmelsamen wird mit Rosen- oder Apfelessig zu einer Paste vermischt und auf Stirn und Schläfen aufgetragen.
- Anstelle des Rosenessigs wird auch Rosenhonig verwendet.
- Die Wirkung soll sich noch verstärken, wenn „blaues Lilienöl" (von der Schwertlilie = Iris) hinzugefügt wird.

- Bei Kopfschmerzen, die durch Kälte verursacht worden sind, hilft es, den pulverisierten Samen oder das Öl in die Nase zu reiben.

Orientalisches Gewürzpulver

- Jeweils 50 g gemahlene Schwarzkümmelsamen,
  gemahlene Aniskörner
  Gewürznelkenpulver

miteinander vermischen und in einem verschlossenem Glas kühl aufbewahren. 2mal täglich, vor dem Frühstück und dem Mittagessen, davon 1 Teelöffel ohne Flüssigkeit einnehmen; wird im Mund so lange eingespeichelt, bis es sich herunterschlucken läßt.

- Hilft auch bei Zahnschmerzen und Zahnfleischentzündungen.

Eine 45jährige Frau litt seit etwa 15 Jahren unter chronischer Migräne, die zeitweise eine starke Benommenheit bei ihr verursachte. Nach einer täglichen Einnahme von 4–6 Schwarzkümmelöl-Kapseln trat bereits nach 3 Wochen eine deutliche Besserung der Beschwerden ein.

Konzentrationsschwäche

Gegen Konzentrationsstörungen, die sich zuerst als relativ harmlose, wenn auch lästige Vergeßlichkeit zeigen, im höheren Alter aber auch zu einem Zustand von Verwirrtheit und regelrechter Altersdemenz führen können, hilft eine erhöhte Zufuhr von essentiellen Fettsäuren und die dadurch angeregte Aktivität von Prostaglandin E1. Diese wirkt regulierend auf die Gehirnfunktionen, auf die Nervenleitung und die Freisetzung von Transmittersubstanzen und Botenstoffen, was einen tiefgreifenden Einfluß auf das Verhalten zur Folge hat. Hinzu kommt beim Schwarzkümmel eine Wirkung durch seine ätherischen Substanzen. Daher empfiehlt sich hier eine regelmäßige und auch rechtzeitige, nämlich *vorbeugende* Einnahme von Schwarzkümmelöl mit einer Tagesdosis von 3 Kapseln.

- Zur Unterstützung bei Konzentrationsschwäche kann 2mal täglich 1 Teelöffel von der Gewürzpulvermischung aus Schwarzkümmelsamen, Anis und Gewürznelken eingenommen werden (Rezept siehe unter *Kopfschmerzen)*
- Bei Konzentrationsschwäche, mentaler Erschöpfung und Verwirrtheit hat auch das ätherische Schwarzkümmelöl (5 Tropfen, evtl. gemischt mit Lavendel und einem Zitrusduft) in der Duftlampe oder zur Inhalation eine sehr gute Wirkung, sollte jedoch nicht fortgesetzt angewendet werden.

Herr Wilhelm H., 81 Jahre alt, litt unter dekompensierter Herzinsuffizienz, hochgradiger Schwäche und Verwirrtheit. Binnen einer Woche hatte sich sein Zustand dramatisch verschlechtert: Er war verwirrt und stürzte bei jedem Versuch, aus dem Bett aufzustehen. Da er in hohem Grade pflegebedürftig war und nicht mehr in seiner Wohnung bleiben konnte, wurde er von seinen Angehörigen aufgenommen.

Als Anfangsdosis erhielt er täglich 1 Teelöffel Schwarzkümmelöl, nach 3 Wochen wurde die Dosierung auf 3mal täglich 1 Kapsel umgestellt. Nach etwa 10 Tagen begann sich die Verwirrtheit zu bessern und war nach einem Monat vollständig verschwunden. Die hochgradige körperliche Schwäche war bereits nach einer Woche soweit behoben, daß Herr H. seitdem nicht mehr gestürzt ist. Nach einem Monat fühlte er sich manchmal sogar in der Lage dazu, eine Treppe zu bewältigen.

Nach 2 Monaten wurde mit der Gabe von Schwarzkümmelöl ausgesetzt. Nur 14 Tage später stellten sich erste Verwirrtheitssymptome bereits wieder ein. Nach 3 Tagen, an denen Herr H. 3mal täglich 1 Teelöffel Schwarzkümmelöl bekam, besserte sich sein Zustand wieder. Er nimmt jetzt 3mal täglich 1 Schwarzkümmelöl-Kapsel und es geht ihm – den Umständen entsprechend – gut.

Hyperaktivität bei Kindern

Konzentrationsstörungen bei Kindern stehen oft mit dem sogenannten „Zappelphilipp-Syndrom“ in Verbindung. Dieses äußert sich physisch durch extreme Mobilität, unkoordinierte Bewegungen und Zappeligkeit und im psychischen Bereich nicht nur in mangelnder Konzentration, sondern auch in Übernervosität und bisweilen sogar in einem auffälligen, aggressiven Verhalten.

Durch eine erhöhte Zufuhr von essentiellen Fettsäuren und die regulierende Wirkung von Prostaglandin E1 auf Gehirn und Nerven konnten hier sichtbare Fortschritte erzielt werden. Nicht nur die Konzentration wird gefördert, auch die allgemeine körperliche und geistige Leistungsfähigkeit erhöht sich.

Dosierung für Schulkinder:

- in den ersten 3 Wochen 2mal täglich $^{1}/_{2}$ Teelöffel Schwarzkümmelöl, ersatzweise 2mal 1 Kapsel
- danach als Erhaltungsdosis unter Beobachtung 1–2 Kapseln täglich.

Schlafstörungen

Schlafprobleme, die sich entweder als Einschlaf- oder Durchschlafstörungen äußern, haben sehr häufig psychische Ursachen oder werden durch eine Überreizung der Nerven bedingt. Schon die ayurvedische Heilkunde kennt den stimulierenden und gleichzeitig schmerzlindernden Einfluß von Schwarzkümmel auf das Nervensystem und die Sinne und verwendet ihn bei „*Vata*-Störungen des Nervensystems", die sich in Ruhelosigkeit und Überaktivität ausdrücken. Zusätzlich zu der allgemein regulierenden Wirkung von Schwarzkümmel dienen seine Bitterstoffe auch als spezifisches Nerventonikum.

Altbewährte Rezepte

Starker Nerventee:

- 1 Tasse Schwarzkümmelsamen werden mit 1 Liter heißem Wasser aufgebrüht. 10 Minuten ziehen lassen und durchseihen. Die Flüssigkeit über den ganzen Tag verteilt trinken: morgens nüchtern vor dem Frühstück anfangen, die letzte Tasse 1–2 Stunden vor dem Schlafengehen.

Wer erinnert sich nicht an

Heiße Milch mit Honig:

- In 1 Glas warmer Milch werden 1 Teelöffel Schwarzkümmelöl und 1 Teelöffel Honig verrührt. Kurz vor dem Schlafengehen trinken.
- Die Schläfen mit Schwarzkümmelöl einreiben und das Licht löschen ...

Frauenbeschwerden

Im Ayurveda, in den arabischen Ländern und früher auch in Mitteleuropa ist die Wirkung von Schwarzkümmel bei Menstruationsbeschwerden und für die Fruchtbarkeit, die Geburt (als Wehenmittel) und die Milchbildung, in Indien auch bei Kindbettfieber seit langem überliefert und in vielen Rezepturen belegt. Neuere Untersuchungen haben eine Regulierung des Hormonsystems durch die Gewebshormone nachweisen können. Zu modernen Anwendungsgebieten gehören auch das Prämenstruelle Syndrom und Beschwerden der Wechseljahre.

Die uteruskontrahierende Wirkung von Schwarzkümmel empfiehlt ihn nicht nur als Wehenmittel, sondern auch als „pflanzliches Verhütungsmittel". Gemahlene Schwarzkümmelsamen tauchen in zahlreichen indischen Pflanzenrezepturen mit abortivem Wirkungspotential auf, das heißt, durch ihre Einnahme könnte eine Abtreibung hervorgerufen werden. Nach den Erfahrungen nordindischer Medizinmänner soll diese Methode in 60–70% der Fälle erfolgreich gewesen sein. Diese Verwendung ist nicht nur aus Indien und Nepal, sondern auch aus Äthiopien und Brasilien überliefert.

• ***Wichtiger Hinweis:*** Von einer Einnahme von Schwarzkümmel während der Schwangerschaft wird abgeraten, da die Prostaglandine eine Erweiterung des Muttermundes und dadurch möglicherweise vorzeitige Wehen auslösen können.

Bei Menstruationsstörungen

- 2mal täglich 1 Tasse Schwarzkümmeltee (pro Tasse 1 Teelöffel Schwarzkümmelsamen) trinken

- zur Entspannung der Bauchmuskulatur und der Gebärmutter: 1/2 Teelöffel fettes oder 5–8 Tropfen ätherisches Schwarzkümmelöl in 1 Liter heißem Wasser auflösen und damit warme Bauchkompressen auflegen
- Altes arabisches Rezept: Feingemahlener Schwarzkümmel, Anis und Gewürznelken zu gleichen Teilen vermischen und davon 1 Teelöffel vor den Mahlzeiten *ohne Flüssigkeit* einnehmen (solange einspeicheln, bis es sich herunterschlucken läßt).

Für Wöchnerinnen mit mangelnder Milchsekretion

- 3mal täglich 1 Tasse Schwarzkümmeltee trinken.

Ayurvedisches Rezept Pancha jiraka paka bei gestörter Körpersekretion und Appetitmangel nach der Entbindung

Schwarzkümmel, Kümmel, Anis, *Ajowan* (Knorpelmöhrensamen), *Carum sativum* (Kümmelart), *Anethum sowa* (Dillart), *Methi*, Koriander, Ingwer, Schoten und Wurzeln von *Pippali* (Langpfeffer), Bleiwurz, *Habusha* (eine aromatische Substanz), getrocknetes Mark aus *Badri* (Jujube-Beeren) und *Kamala*-Pulver (Lotossamen) werden mit Melasse, Milch und *Ghee* (geklärter Butter) zu einem Sirup gekocht. Jeden Morgen 1 Teelöffel davon einnehmen (im Originalrezept ist 1 Drachme = 3,75 Gramm angegeben).

Bei Beschwerden der Wechseljahre

- regelmäßig Schwarzkümmeltee trinken
- das starke Pulver aus Schwarzkümmel, Anis und Gewürznelken morgens nüchtern einnehmen
- kurmäßig bis zu 3 Monaten Schwarzkümmelöl/Kapseln einnehmen.
- Im Orient wird eine Mischung aus Schwarzkümmelöl mit Olivenöl und Weihrauchharz empfohlen, die nach den Wechseljahren die Libido (und nach der Midlifecrisis die männliche Potenz) zurückbringen soll.

Zur Bewahrung der Jugendlichkeit

- Zur Erhaltung der Jugendlichkeit und des hormonellen Gleichgewichts werden auch regelmäßige kurmäßige Anwendungen von Schwarzkümmelöl in Kombination mit Nachtkerzenöl empfohlen.

Die Einnahme erfolgt *vor der Menopause* jeden Monat jeweils an den 10 Tagen vor dem Einsetzen der Menstruation. *Nach der Menopause* richtet sich die Wirkung vor allem auf die Schönheit von Haut und Haar sowie auf die Festigkeit der Knochen (d. h. Vorbeugung von Osteoporose). Die tägliche Dosis beträgt 2 Kapseln Schwarzkümmelöl und 2 Kapseln Nachtkerzenöl. Der Zusatz von Vitamin E und weiteren Antioxidantien, wie beispielsweise Beta-Carotin, als ergänzendes „Anti-Aging“ ist vorteilhaft.

Stoffwechselstörungen

Unter Stoffwechselstörungen werden hier alle Abweichungen von normalen Stoffwechselvorgängen verstanden, wobei akute Formen oft durch Ernährungsfehler ausgelöst werden, während chronische Erkrankungen durch genetisch bedingten Enzymmangel verursacht sein können. Betroffen sind vor allem die Organe Magen und Darm, Leber und Galle, Bauchspeicheldrüse, Nieren und Blase. Auch an den vielfältigen rheumatischen Erkrankungen sowie an Gefäßkrankheiten sind Stoffwechselstörungen als Ursachen zumindest mitbeteiligt.

Dies ist ein „weites Feld", auf dem der Schwarzkümmelsamen aufgehen kann! Traditionell ist er als wohlschmeckendes und bekömmliches Brot- und Speisegewürz vor allem im Orient, aber auch in Europa seit langer Zeit bekannt und bis heute in Gebrauch. Auch bei allen unklaren „Bauchschmerzen" scheint Schwarzkümmel ein äußerst beliebtes Universalmittel gewesen zu sein. Inzwischen wird seine verdauungsfördernde und blähungshemmende, aber auch für ernstere Beschwerden im Verdauungstrakt nachgewiesene Wirkung vor allem durch das Saponin Melanthin und den Bitterstoff Nigellin erklärt. Beide Inhaltsstoffe sind für ihre stark ableitende Eigenschaft bekannt, die sowohl der Darmreinigung als auch einer vermehrten Harnausscheidung dient (Abbau von überschüssigen Säuren im Körper). Bitterstoffe wirken zusätzlich anregend auf Leber/Galle (Fettstoffwechsel) und haben eine krampflösende Wirkung bei chronischen Entzündungen und Steinbildung. Zusätzlich wirken die ätherischen Inhaltsstoffe im Schwarzkümmel, Nigellon und Thymochinon, allgemein entkrampfend und schmerzstillend, Thymochinon wirkt außerdem galletreibend.

Magen-Darm-Beschwerden

Hierunter fallen alle Arten von Verdauungsbeschwerden, diffuse Bauchschmerzen, Blähungen, Sodbrennen, Völlegefühl, Durchfall (auch von Erbrechen begleitet) und Verstopfung. Bei diesen Symptomen ist bei akuten Fällen eine kurzzeitige Behandlung mit Schwarzkümmel in Form bestimmter Rezepturen angesagt. Bei eher chronischen oder häufig wiederkehrenden Beschwerden wird eine mehrwöchige Behandlung mit Schwarzkümmelöl bzw. Kapseln empfohlen. Für die Bekämpfung von Darmpilzen ist eine Entgiftungskur als therapeutische Begleitmaßnahme zu einer Symbioselenkung ratsam.

Altbewährte Teerezepte bei Verdauungsproblemen

- Das einfachste Rezept gegen Blähungen, diffuse Magenschmerzen und Verstopfung: 1 Gramm (ca. 1 Teelöffel) zerstoßene Schwarzkümmelsamen werden mit 1/4 Liter nicht mehr ganz kochendheißem Wasser überbrüht. 10 Minuten ziehen lassen und durchseihen. 2–3mal täglich 1 Tasse, am besten ungesüßt, zwischen den Mahlzeiten trinken. – Wirkt auch auf eine vermehrte Ausscheidung und bei Galleproblemen.

Teekräutermischungen

- *Arabisches Rezept:* Schwarzkümmelsamen, Fenchel und Pfefferminze zu gleichen Teilen mit heißem Wasser überbrühen. 10 Minuten ziehen lassen und durchseihen. 2–3mal täglich 1 Tasse zwischen den Mahlzeiten trinken.

- *Europäische Variation:* außer Schwarzkümmelsamen zu gleichen Teilen Angelikawurzel und Fünffingerkraut verwenden.
- *Neuere Variante:* bei den beiden vorstehenden Teerezepten in jede Tasse Kräutertee 3–7 Tropfen Schwarzkümmelöl hineinträufeln.
- *Neuere Kombinationsmethode:* Anis- und Fenchelsamen zu gleichen Teilen überbrühen. Auf ca. 30° C abkühlen lassen. 1 Teelöffel Schwarzkümmelöl hinzufügen. 3–4 Tassen pro Tag zwischen den Mahlzeiten trinken.

Vorschläge zur Rundumbehandlung bei Magenschmerzen

(wenn sie von Völlegefühl und Blähungen begleitet sind)

äußerlich:

Bauchwickel oder Kompressen auflegen, die mit einer Mischung aus erwärmtem Apfelessig und pulverisierten Schwarzkümmelsamen oder ein paar Tropfen Schwarzkümmelöl getränkt sind

innerlich:

mehrmals täglich eine Teemischung aus Schwarzkümmel, Fenchel und Pfefferminze trinken und pro Tasse 3–7 Tropfen Schwarzkümmelöl hinzufügen

Tonikum bei schlimmeren Beschwerden:

2 Teile Apfelessig mit 1 Teil gemahlenen Schwarzkümmelsamen aufkochen und zum Schluß 1 Teil Schwarzkümmelöl hinzufügen. 3mal täglich 1 Eßlöffel vor den Mahlzeiten einnehmen. Hilft auch gegen Darmparasiten.

Bei Kolik und Durchfall mit Erbrechen

(auch bei möglicher Lebensmittelvergiftung)

- Schwarzkümmelsamen und Gewürznelken zu gleichen Teilen mit heißem Wasser überbrühen. 3mal täglich 1 Tasse davon ungesüßt trinken
- Bei länger anhaltenden Beschwerden zusätzlich mehrmals täglich 1/2 Teelöffel Schwarzkümmelöl bzw. 1 Kapsel einnehmen
- In der ayurvedischen Medizin werden Schwarzkümmelsamen geröstet und mit Melasse vermischt gegen Erbrechen eingenommen.

Rezept mit warmer Milch und Honig

(vor allem für Kinder zur Versüßung des Bauchwehs geeignet)

Die ayurvedische, arabische und europäische Überlieferung kennt und empfiehlt bei Verdauungsbeschwerden aller Art die Einnahme von Schwarzkümmelöl in lauwarmer Milch. Die Milch hat zusätzlich eine beruhigende Wirkung auf eine angegriffene Magenschleimhaut.

- *Universalrezept vor allem für Kinder:* 1 Becher Milch erwärmen, mit 1 Teelöffel Honig süßen und 1/2 Teelöffel Schwarzkümmelöl hineinrühren. Auf 3 Mahlzeiten verteilt, langsam trinken
- Hilft auch bei Magenkrämpfen und Sodbrennen.

Österreichisches Volksrezept für eine Tinktur bei Verdauungsbeschwerden

(eher für Erwachsene geeignet)

1/2 Liter guter Obstbrand wird mit 150 Gramm zerstoßenem Schwarzkümmelsamen in einer weithalsigen Flasche angesetzt und 14 Tage ans Fenster gestellt. Durchseihen und mit destilliertem Wasser auf ca. 36 % Alkoholgehalt verdünnen. Bei Bedarf 1 Eßlöffel davon einnehmen.

Ayurvedische Schwarzkümmel-Rezepte

bei Appetitmangel und Gewichtsverlust

Schwarzkümmelsamen, Kreuzkümmel, schwarzer Pfeffer, Rosinen, Tamarindenmus, Granatapfelsaft und *Sanchal*-Salz werden mit Melasse und Honig zu einem sehr kräftig und wohlschmeckenden Sirup vermischt. Vor den Mahlzeiten 1 Teelöffel davon einnehmen (im Originalrezept ist 1 Drachme = 3,75 Gramm angegeben).

bei Völlegefühl und zum Abnehmen

2 Teile Schwarzkümmelsamen und 2 Teile *Ajowan* (eine Art Kümmel) werden mit 1 Teil *Lakh Mugsul* vermischt und zu Pulver zerstoßen. Täglich etwa 2 Gramm davon (1/2 Drachme) einnehmen.

Jawarish-ai-Kammon

bei Durchfall, Dyspepsie und saurem Aufstoßen

Schwarzkümmel, weißer und schwarzer Pfeffer, Zimtrinde, Blätter der Gartenraute, kandierter Ingwer und kandierte Myrobalanenfrüchte werden mit Zucker und Rosensirup zu einer Latwerge (Mus) verkocht. 3mal täglich 1 Eßlöffel davon einnehmen. – Hilft auch gegen Mundgeruch.

Allgemeine Einnahmeempfehlung

Die gesamte Symptomatik von Störungen im Magen-Darm-Trakt mit Neigung zu chronischen Beschwerden kann durch die Einnahme von Schwarzkümmelöl bzw. Kapseln nach den üblichen Dosierungsvorschlägen behandelt werden:

- Anfangsdosis für 3 Wochen
  3mal täglich 1 Teelöffel Öl-Lösung
  (Kinder 2mal $^{1}/_{2}$ Teelöffel) für 3 Wochen
- zur Fortführung oder als vorbeugende Dosis
  täglich 3–4 Kapseln (Kinder 1–2 Kapseln).

Die folgende Fallgeschichte einer Patientin von Dr. Refai belegt die Wirksamkeit dieser Behandlung:

> Eine 65jährige Frau litt unter vielfältigen Beschwerden, wie chronischen Bauchschmerzen und Verdauungsstörungen, Untergewicht und allgemeiner Leistungsschwäche. Zur Behandlung nahm sie täglich 2–3 Teelöffel Schwarzkümmelöl ein und rieb sich auch den Bauch mit dem Öl ein. Schon nach 3 Wochen konnte eine deutliche Linderung der Verdauungsstörungen und eine Verbesserung ihres Allgemeinzustandes festgestellt werden.

Parasiten, Pilze & Co. im Darm

Gegen „Bauchgrimmen und Bauchwürmer“ sind zahlreiche deutsche Volksrezepte aus dem 17. und 18. Jh. überliefert:

- 1 Eßlöffel gemahlene Schwarzkümmelsamen mit 1 Glas warmem Wasser mehrere Tage lang morgens nüchtern einnehmen

- zerstoßene Schwarzkümmelsamen einige Tage in angewärmtem Wein trinken (können auch vorher in Wein gesotten werden). Heilwirkung: „stillet das Grimmen und treibt die Wurm aus dem Leib“.

Als Mittel gegen Darmparasiten wird Schwarzkümmel auch äußerlich angewendet:

- entweder in Essig gesotten und damit den Nabel bestreichen oder
- pulverisiert und mit Wermutsaft als Pflaster auf den Unterbauch auflegen.

Rezept für ein Schwarzkümmel-Tonikum

1 Glas Apfelessig mit 1/2 Glas feingemahlenem Schwarzkümmelsamen erwärmen. 1/2 Glas Schwarzkümmelöl hinzufügen und so lange auf kleiner Flamme kochen lassen, bis eine sirupartige Konsistenz entsteht. Kühl aufbewahren. Vor den Mahlzeiten 1 Eßlöffel davon einnehmen. – Hilft nicht nur gegen Darmpilze, sondern auch bei chronischer Darmentzündung und gegen Blähungen.

Bei Darmpilzen wird eine gründliche Entgiftungskur nach den Richtlinien empfohlen, wie sie im Kapitel „Vorbeugen ist besser als heilen“ ausführlich beschrieben wurden:

- 3 Wochen lang täglich 3 Teelöffel Schwarzkümmelöl bzw. 6 Kapseln einnehmen
- danach Reduzierung auf 3 Kapseln.

Leber- und Gallebeschwerden

Die wichtige Rolle der essentiellen Fettsäuren für den gesamten Fettstoffwechsel wird im Schwarzkümmel durch die Bitterstoffe und Saponine zur Stärkung der Leberfunktion und Förderung der Gallensekretion wirksam ergänzt.

Altes arabisches Rezept für eine Bitter-Tinktur
(dient der Leber- und Magenstärkung)

- 1 Eßlöffel gemahlene Schwarzkümmelsamen
  1 Eßlöffel bittere Lebertinktur (man kann hierfür Löwenzahn verwenden oder alternativ hierzu 1/2 Teelöffel syrischen Origano oder eine vergleichbare, leicht pfeffrige Sorte)
  1 Teelöffel Honig

vermischen und jeden Morgen 1 Teelöffel davon über längere Zeit (ca. 2 Monate) einnehmen.

Tee zur Vorbeugung von Gallekoliken

- Für das einfachste Rezept wird 1 Teelöffel Schwarzkümmelsamen zerstoßen und mit 1/4 Liter heißem Wasser aufgegossen. 15 Minuten ziehen lassen und durchseihen. Täglich 2 Tassen trinken
- Wird wirksam durch die Mischung mit Schöllkraut unterstützt.

Erhöhter Cholesterinspiegel

Cholesterin als Vorstufe der Gallensäuren erfüllt eine wichtige Funktion im Fettstoffwechsel und kann bei erhöhten Werten zu Gefäßveränderungen und Koronarer Herzerkrankung führen. Ein hoher Anteil von mehrfach ungesättigten Fettsäuren in der Nahrung (Schwarzkümmelöl!) kann den Cholesterinspiegel im Blut nachweislich senken. Auch das im Schwarzkümmel festgestellte, aus pflanzlichen Quellen stammende *Beta-Sitosterin* soll eine deutlich cholesterinsenkende Wirkung haben.

Die Wirkung von Schwarzkümmel wird durch die zusätzliche Einnahme von Antioxidantien noch unterstützt.

Einnahmeempfehlung:

- mehrere Wochen Einnahme von täglich 2–3 Schwarzkümmelöl-Kapseln mit Vitamin E, das auch Herz und Kreislauf stärkt.

Nieren- und Blasenleiden

Hier kommt es durch die entgiftenden und ausleitenden, entkrampfenden und entzündungshemmenden Eigenschaften von Schwarzkümmel zu hervorragenden Heilwirkungen, was sich auch in vielen Spezialrezepturen niedergeschlagen hat.

Außerdem galt Schwarzkümmel für nierenleidende Menschen als guter Pfefferersatz.

Tee zur Anregung von Niere und Blase
(vermehrte Harnausscheidung)

- 1 Teelöffel zerstoßene Schwarzkümmelsamen werden mit 1/4 Liter nicht mehr kochendem Wasser überbrüht. 15 Minuten ziehen lassen und durchseihen. Täglich 2 Tassen davon trinken. – Besonders gut zur Vorbeugung von Nierengrieß geeignet
- Wird wirksam durch die Mischung mit Goldrute und Zinnkraut unterstützt.

Alte „harntreibende“ Rezepte

- morgens nüchtern 1 Eßlöffel zerstoßene Schwarzkümmelsamen einnehmen
- zerstoßene und in Wein gesottene Schwarzkümmelsamen mehrere Tage trinken.

Rezept gegen Schwierigkeiten beim Harnlassen
(nach Tabernaemontanus‘ Kräuterbuch, 18. Jh.)

2 Unzen Schwarzkümmelsamen zerstoßen, mit 6 Lot Zucker vermischen und mit gutem altem Weißwein übergießen; in

eine Schraubflasche füllen und stehen lassen. Später 4 Stunden zugedeckt sieden lassen, abkühlen lassen und durchseihen. Morgens nüchtern und abends 2 Stunden vor dem Schlafengehen davon 4 Unzen angewärmt trinken.

Arabisches Rezept gegen Nierensteine (Vorbeugung)

1 Eßlöffel zerstoßene Schwarzkümmelsamen
1 Eßlöffel Honig
1 Teelöffel zerdrückter Knoblauch oder Ingwer oder Thymian

werden miteinander vermischt. Jeweils 1 Teelöffel vor den Mahlzeiten einnehmen. – In einem Glas mit Schraubverschluß im Kühlschrank aufbewahren (15 Tage haltbar).

Weitere Einnahmeempfehlungen bei Nierengrießbildung

- bei leichteren Beschwerden 1 Eßlöffel Schwarzkümmelsamen vor dem Frühstück einnehmen
- 2–3mal täglich 1 Teelöffel Schwarzkümmelöl bzw. 3 x 2 Kapseln einnehmen
- Matetee zubereiten, auf 30° C abkühlen lassen, 3–5 Tropfen Schwarzkümmelöl dazugeben. Täglich mehrere Tassen trinken
- die Nierengegend mit Schwarzkümmelöl einreiben.

Noch besser, wenn man sich die Zeit dafür nimmt, sind

Nierenwickel

2 Eßlöffel Olivenöl erwärmen, 2 Eßlöffel feingemahlenen Schwarzkümmelsamen hineinrühren und 15 Minuten ziehen lassen. Auf ein Baumwolltuch auftragen und etwa 20 Minu-

ten auflegen (zum Schutz ein großes Handtuch herumwikkeln).

Blasenentzündung

Diese Infektion wird häufig durch Erreger aus dem Darm ausgelöst, die durch den Harnleiter in die Blase gelangen, so daß in vielen Fällen eine längere kurmäßige *Darmentgiftung* über 3–6 Monate dieses Leiden mit beheben kann.

- Zur Unterstützung den Unterbauch mit Schwarzkümmelöl einmassieren und viel trinken, z. B. Schwarzkümmeltee, mit Honig gesüßt.

Diabetes

Die Wirkung von Schwarzkümmel bei Diabetes vom Typ II (Alterszucker) erklärt sich durch eine Senkung des Blutzuckerspiegels und, durch die Stärkung des Immunsystems, auf die Bekämpfung allergischer Faktoren. Als Bestandteil von Kräuterrezepturen findet Schwarzkümmel in Ländern des Nahen und Mittleren Ostens weitverbreiteten Einsatz bei insulinunabhängigem Diabetes. Schwarzkümmel kann zur begleitenden Behandlung eingesetzt werden, wobei nur eine längere Einnahme sinnvoll ist.

- 3mal täglich 1/2–1 Teelöffel bzw. 1–2 Kapseln
- *Wichtiger Hinweis:* Da die Gefahr einer Unterzuckerung bestehen kann, ist eine regelmäßige ärztliche Kontrolle der Blutzuckerwerte unbedingt erforderlich!

Altes arabisches Rezept gegen zu hohen Blutzucker

- Schwarzkümmelsamen
  Echte Alantwurzel
  syrischer Origano
  Granatapfelschalen

zu gleichen Teilen werden fein gemahlen und miteinander vermischt. Das Pulver kühl aufbewahren. Jeweils 15 Minuten vor den Mahlzeiten 1 Eßlöffel davon einnehmen.

Hämorrhoiden

Bei Hämorrhoiden handelt es sich eigentlich um eine Gefäßkrankheit, die durch Venenerweiterung Krampfadern am After entstehen läßt. Da schlechte Eßgewohnheiten, Verstopfung und Darmgifte hieran beteiligte Faktoren sind, kann schon die Einnahme von Schwarzkümmelöl eine sehr gute Wirkung haben.

Es gibt noch weitere überlieferte Rezepte für die innerliche und äußerliche Behandlung:

- Schwarzkümmelsamen im Verhältnis 1:1 mit Rohrzukker zerstampfen und eßlöffelweise einnehmen. *Danach sehr viel trinken!*
- Die entzündeten und juckenden Stellen reinigen und mit Schwarzkümmelöl einreiben
- Sitzbäder (15 ml Schwarzkümmelöl auf 1 l Wasser)
- nach altem Rezept Schwarzkümmelasche herstellen, indem man Schwarzkümmelsamen in einer Eisenpfanne (ohne Fett) zu Asche verglühen läßt und diese auf die gereinigten Hämorrhoiden aufträgt.

Zwei arabische Rezepte für Venencremes

Nach obigem Rezept Schwarzkümmelsamen zu Asche verglühen lassen und mit 1 Eßlöffel Schwarzkümmelöl zu einer Creme vermischen. Die Hämorrhoiden damit regelmäßig bepinseln.

für offene Beine geeignet:

Schwarzkümmelsamen in einer Eisenpfanne verglühen lassen und mit 2 Eßlöffeln Hennafett zu einer Paste verrühren. Auf das gut gereinigte Bein auftragen und nach dem Antrocknen mit einem sterilen Verband umwickeln. 1–2mal täglich erneuern.

Rheumatische Erkrankungen und Gelenkschmerzen

Bei Rheumatismus handelt es sich um eine Allgemeinerkrankung, die vielfältige, noch immer nicht vollständig geklärte Ursachen hat, zu denen auch Stoffwechselstörungen und allergische Faktoren gezählt werden. Die im Schwarzkümmelöl enthaltenen essentiellen Fettsäuren sowie seine immunregulatorischen und entzündungshemmenden Substanzen tragen, auch durch die äußerliche Anwendung, zumindest zu einer Linderung der Schmerzen bei.

Altes arabisches Rezept bei Gelenkschmerzen

2 Eßlöffel Schwarzkümmelöl werden vorsichtig erwärmt, 2 Eßlöffel frischgemahlene Schwarzkümmelsamen dazugegeben und alles zu einer cremeartigen Konsistenz verrührt. Diese Paste ist

- bei *entzündlichen* Prozessen *kühl*
- bei *degenerativen* Prozessen etwas *erwärmt*

aufzutragen.

Anwendungsempfehlungen

innerlich:

3 Wochen lang die Standarddosis 2 Teelöffel Öl-Lösung bzw. 6 Kapseln täglich

äußerlich:

auf die schmerzenden Stellen 10 Minuten lang ein warmes trockenes Tuch auflegen und dann mit etwas erwärmtem Schwarzkümmelöl einreiben

- extreme Kälte und Wärme meiden.

Eine 50jährige Frau litt seit etwa 10 Jahren an einer chronisch gewordenen rheumatischen Erkrankung. Sie hatte starke Schmerzen an sämtlichen Gelenken, besonders an der Hüfte, den Knien, Ellenbogen und Handgelenken. Es ging ihr so schlecht, daß sie nur noch mit fremder Hilfe aufstehen und laufen konnte.

Nachdem sie 4 Wochen lang täglich 3 Teelöffel Schwarzkümmelöl eingenommen und gleichzeitig die erkrankten Stellen regelmäßig eingerieben hatte, zeigte sich eine deutliche Reduzierung der Schmerzen, und die Patientin konnte langsam wieder alleine aufstehen und laufen.

Prellungen und Verletzungen

Bei äußerlicher Anwendung wirkt Schwarzkümmelöl lokal auf die Haut und, da seine Inhaltsstoffe in das Gewebe eindringen können, auch auf tieferliegende Schichten. Zunächst kommt es durch die Einwirkung der ätherischen Substanzen zu einer Entgiftung und besseren Durchblutung des Gewebes, dann setzt der entzündungshemmende Einfluß von Prostaglandin E1 ein. Außerdem hat Schwarzkümmelöl die Fähigkeit, abgestorbene Hautzellen rascher auszuscheiden und den Heilprozeß zu beschleunigen. Schwarzkümmelöl kann daher bei Prellungen, Blutergüssen, Verstauchungen und ähnlichen Verletzungen, ja sogar bei leichteren Brandwunden zum Einsatz kommen.

Untersuchungen zum Thema „Sport und Ernährung" haben ergeben, daß Personen mit vermehrter Entzündungsneigung, wozu beispielsweise neben Allergikern und Rheumatikern auch Sportler gehören, von einer erhöhten Zufuhr an ungesättigten Fettsäuren sehr profitieren können.

Anwendungsempfehlungen

- die betroffenen Hautpartien mehrmals täglich mit etwas Schwarzkümmelöl, entweder pur oder mit Teebaumöl vermischt, einreiben. Das Öl hierfür nicht anwärmen
- Johanniskrautöl und Weizenkeimöl sind als Trägeröle sehr gut geeignet
- auch bei leichteren Verbrennungen kann Schwarzkümmelöl, gemischt mit Johanniskrautöl und etwas ätherischem Lavendelöl, auf die Wunde aufgetragen werden – gegen Sonnenbrand Schwarzkümmelöl pur auftragen

- 5–7 Tropfen ätherisches Öl in 1 Liter Wasser geben und möglichst mehrmals täglich darin getränkte Kompressen auflegen
- bei Muskelverkrampfungen warmes Wasser verwenden.

Schön mit Haut und Haar

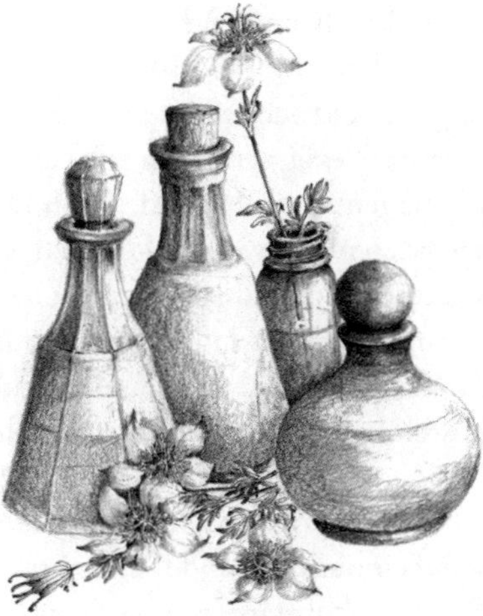

Schwarzkümmel in der Kosmetik, Körperpflege und zur Hygiene

Die Haut

Auch im Bereich der Schönheitspflege hat Schwarzkümmel eine lange Tradition, denn welchem Geheimnis könnten die alten Ägypter wohl ihren berühmten ebenmäßigen „Bronzeteint" zu verdanken haben? Im Orient und spätestens seit dem 1. Jahrhundert in Europa, wie bei Plinius überliefert, gibt es viele Rezepte zur Bewahrung und natürlich auch Wiederherstellung der Schönheit mit der Hilfe von Schwarzkümmel. Zur Hautreinigung sind auch die Samen geeignet; sie werden mit Wasser oder Apfelessig vermischt zur Tiefenreinigung auf die Haut aufgetragen; auch Heilerde kann für Kompressen und Gesichtsmasken mitverwendet werden. Die größte Effektivität besitzt natürlich das konzentrierte Schwarzkümmelöl. Tabernaemontanus erwähnt im 18. Jahrhundert ein Rezept mit *Melanthium Oleum*, das mit Sesamöl zubereitet wird, gegen Hautunreinheiten hilft und die Gesichtshaut glatter macht.

Nicht nur die Problemhaut, auch eine gesunde Haut ist in hohem Maße auf eine ausreichende Versorgung mit heilsamen und nährenden Natursubstanzen angewiesen. Pflanzliche Öle mit einem hohen Anteil an mehrfach ungesättigten Fettsäuren sorgen innerlich für

- eine Entgiftung des Organismus
- eine Regeneration des Darms
- eine Regulierung des Hormonsystems
- eine Harmonisierung des Immunsystems

und alle diese Prozesse spiegeln sich natürlich auch im Zustand der Haut wider. Außerdem haben diese Öle eine lokale Wirkung, denn sie dringen tief in das Hautgewebe ein und wirken gleichzeitig entspannend und vitalisierend, was vor allem einer stark beanspruchten, sozusagen „gestreßten" und müden Haut sehr zugute kommt. Bei Hautunreinheiten kommt außerdem eine entgiftende und entzündungshemmende Wirkung hinzu.

Durch ihren hohen Anteil an essentiellen Fettsäuren sind außer Schwarzkümmelöl, Nachtkerzen- und Borretschsamenöl nach allerneuesten Forschungen auch Hanföl und das Öl aus Hagebuttensamen und den Kernen der Schwarzen Johannisbeere hervorragende Hautpflegemittel. Durch den Zusatz von natürlichem Vitamin E (Tocopherol) als Antioxidans wird der Zellalterungsprozeß verlangsamt, was sich auch sichtbar in der Haut niederschlägt: Die Zellerneuerung wird gefördert, das Bindegewebe bleibt kräftig, die Haut wird glatt und elastisch.

Zuerst die Reinigung ...

- *Nigella-Kleie bei unreiner Haut:* Geschrotete oder mit dem Mörser zerstoßene Schwarzkümmelsamen mit Wasser verrühren und die betroffenen Hautpartien damit „abrubbeln". Anschließend gründlich mit lauwarmem Wasser abspülen.
- Bei eher trockener Haut kann man den Schwarzkümmelsamen anstelle von Wasser auch mit etwas Schwarzkümmelöl oder Mandelöl vermischen.
- Wirkt in der Mischung mit Apfelessig (im Verhältnis 2:1) nicht nur gegen Hautunreinheiten, sondern lindernd bei Hautausschlägen und läßt Sommersprossen verblassen.

- Eine unterstützende Wirkung haben Gesichtsdampfbäder mit Schwarzkümmel (Samen, fettes und ätherisches Öl), die gleichzeitig einen günstigen Einfluß auf die Atemwege und die Augen haben.

Arabische Rezepte bei Akne und anderen Hautproblemen

- 1 Tasse frischgemahlene Schwarzkümmelsamen und $^1/_2$ Tasse gemahlene Granatapfelschalen werden miteinander vermischt, mit Tasse Apfelessig aufgegossen und auf kleiner Flamme bis 50° C erhitzt. Gut verrühren, dann 1 Eßlöffel Schwarzkümmelöl dazugeben. Auf die betroffenen Hautstellen auftragen. – Diese Mischung ist bei kühler Lagerung 3 Wochen haltbar.
- Frischgemahlene Schwarzkümmelsamen und feingeschroteter Weizen bzw. Weizenkeime im Verhältnis 1:1 mischen. Mit Sesamöl zu einer Paste verrühren und abends auftragen, damit sie über Nacht einwirken kann.
- Gegen Juckreiz bei der Abheilung von entzündeten Hautpartien hilft eine Mischung aus 100 ml Jojobaöl, dem jeweils 20 Tropfen Schwarzkümmelöl und Teebaumöl hinzugefügt werden. Beim Teebaumöl ist auf eine sehr gute Qualität, möglichst aus Wildwuchs oder kontrolliert biologischem Anbau, zu achten, damit es aufgrund eines zu hohen Cineol-Gehalts nicht zu Hautirritationen kommt.
- Verbände bzw. Kompressen mit Schwarzkümmelöl können auch bei folgenden Indikationen angewendet werden: Warzen, Hautflecken, Vitiligo (Scheckhaut durch anormale Hautpigmentierung), Pusteln und Geschwüre.

Schönheitsrezepte aus 1001 Nacht

- Schwarzkümmelöl wird zu gleichen Teilen mit Mandel- und Olivenöl gemischt und direkt auf die vorher gereinigte Haut aufgetragen. Damit setzte man sich früher in die Sonne und wusch alles nach einer Stunde wieder ab. Die Haut dankt es mit einem sehr jugendlichen und straffen Aussehen.

Moderne Variante:

Man verwendet eine Mischung aus Schwarzkümmelöl mit Mandel- und Jojobaöl, das eigentlich ein Wachs mit sehr hautpflegenden Eigenschaften ist – und setzt sich vielleicht besser nicht in die Sonne!

Gesichtsmaske:

1 Eßlöffel Schwarzkümmelöl wird mit 1 Eßlöffel Honig vermischt. Auf die gereinigte Gesichtshaut auftragen und 15 Minuten einwirken lassen. Mit lauwarmem Wasser abspülen. – Wirkt insgesamt sehr entspannend, die Haut fühlt sich wieder glatt an.

Schönheitsrezepte für jeden Tag

Momentan werden bei uns erst verhältnismäßig wenige kosmetische Fertigprodukte mit Schwarzkümmelöl angeboten. Sie lassen sich jedoch relativ leicht selbst herstellen, indem man entweder eine persönliche Lieblingscreme oder Körperlotion mit ein paar Tropfen Schwarzkümmelöl anreichert oder sich Anregungen aus den folgenden Rezepte holt:

Gesichtsbalsam:

50 ml Schwarzkümmelöl und 50 ml Jojobaöl werden mit 10 g Bienenwachs im Wasserbad auf ca. 50° C erwärmt, bis sich das Wachs verflüssigt hat. Alles gut vermischen und abkühlen lassen. Kühl aufbewahren. Das Jojobaöl ist ein flüssiges Wachs, das kaum oxidiert und daher nicht ranzig wird. Es ist daher ein ideales Trägeröl, auch für die Haarpflege. Je nach persönlicher Vorliebe und/oder Hauttyp können ein paar Tropfen ätherisches Öl hinzugefügt werden, z. B. Bergamotte, Grapefruit und Zimt zum Tonisieren oder Rose, Sandelholz und Kamille bei empfindlicher Haut.

Lassen Sie sich bei Ihren eigenen Versuchen nicht von dem anfänglich etwas strengen Schwarzkümmelgeruch irritieren. Es gibt kosmetische Fertigprodukte mit hautpflegendem Schwarzkümmelöl, beispielsweise von der Firma *Venus,* bei denen es gelungen ist, mittels ätherischer Substanzen eine durchaus angenehme Duftkomposition zu kreieren.

Gesichtsöle

- Auf der Basis von Schwarzkümmel- und Jojobaöl kann anstelle einer Creme auch selbst ein Gesichtsöl hergestellt werden. Hierfür empfiehlt sich auf 100 ml fettes Pflanzenöl die Zugabe von ätherischen Ölen, z. B. 10 Tropfen Teebaumöl und 10 Tropfen Lavendel- oder Kamillenöl.
- 15–20 Tropfen *ätherisches* Schwarzkümmelöl werden mit 100 ml einer Lotion oder eines individuell gut verträglichen Pflanzenöls vermischt.

Körper- und Massageöle

- Nach den obigen Angaben lassen sich auch Körperöle leicht selbst herstellen, die entweder nach dem Bad oder zur Massage angewendet werden. Schwarzkümmelöl kräftigt das Bindegewebe, regt die Hautdurchblutung an und wirkt tonisierend und straffend auf die Haut.
- Durch Zugabe ausgewählter ätherischer Öle kann man Einfluß darauf nehmen, ob die Massage stärker anregen (z. B. durch Zitrusdüfte, Rosmarin) oder eine mehr entspannende Wirkung (z. B. durch Lavendel, Geranium, Muskatellersalbei) haben soll.
- Alle Öle werden durch die Zugabe von 1 Eßlöffel Weizenkeimöl als Antioxidans wesentlich länger haltbar.

Zusätzliche Empfehlungen

- bei angegriffener und glanzloser, fahler Haut zur allgemeinen Revitalisierung mehrmals in der Woche 5 ml Schwarzkümmelöl als Zusatz ins Badewasser geben
- in Zeiten großer Beanspruchung ist die äußerliche Anwendung wirksam durch eine kurmäßige Einnahme von 3mal 1/2 Teelöffel Schwarzkümmelöl bzw. 3 Kapseln pro Tag zu unterstützen.

Haarpflege

Ebenso wie die Haut kann auch das Haar den Allgemeinzustand des Körpers widerspiegeln. Entsprechend dürfte die Einnahme von Schwarzkümmelöl durch die Regulierung verschiedener Körperfunktionen schon einiges zu gesundem Haar beitragen, doch gibt es zusätzlich ein paar hervorragende alte Rezepturen für die äußerliche Anwendung.

Arabische Rezepte für kräftigen Haarwuchs

- 1 Handvoll Schwarzkümmelsamen mahlen und mit etwas erwärmtem Olivenöl zu einer Paste vermischen. Auf Kopfhaut und Haare auftragen, bis die Masse angetrocknet ist (dauert $^{1}/_{2}$–1 Stunde). Gründlich auswaschen.
- Schwarzkümmelöl mit Zwiebelsamenöl und Olivenöl zu gleichen Teilen mischen und etwas anwärmen. Kopfhaut und Haare damit einreiben, mindestens Stunde einwirken lassen, dann gründlich auswaschen.

Aus Culpeper's Complete Herbal (17. Jh.)

- 1 Handvoll mit dem Mörser zerstoßene Schwarzkümmelsamen mit 1 Viertelliter Olivenöl übergießen. In einem gut verschlossenen Glas 2 Wochen an einen warmen Platz stellen. Durch ein Mulltuch seihen und die Samen gut auspressen. In einer dunklen Flasche aufbewahren. Vor jeder Haarwäsche einmassieren, auf dem Kopf einwirken lassen und gründlich auswaschen
- Anstelle des Olivenöls kann sehr gut Klettenwurzelöl, Aprikosen- oder Haselnußöl verwendet werden.

Geheimrezept gegen Haarausfall (und Geheimratsecken)

- Die Haare jeden 2. Tag abends waschen, mit dem Handtuch oder an der Luft antrocknen. Schwarzkümmelöl einmassieren. $^{1}/_{2}$ Stunde einwirken lassen, dann Haare gründlich auswaschen
- zur Unterstützung von innen täglich 2 Teelöffel Schwarzkümmelöl einnehmen.

Schwarzkümmel zur Hygiene

Immer mehr pathogene Mikroorganismen-Stämme erweisen sich als resistent gegenüber gängigen Antibiotika. Deshalb widmet sich die Wissenschaft seit einiger Zeit verstärkt der Erforschung der antimikrobiellen Eigenschaften zahlreicher neuer pflanzlicher Alternativen. Dabei beweist Schwarzkümmel gute antibakterielle und antivirale und sogar sehr gute antimykotische und anthelminthische Wirkungen. Besondere Aktivität zeigt hier das ätherische Schwarzkümmelöl, selbst in hoher Verdünnung, das sich in seiner Wirksamkeit etwa mit Penicillin und Streptomycin vergleichen läßt.

Durch bestimmte Schimmelpilz-Arten gebildete Aflatoxine, die Lebensmittel befallen, wie beispielsweise Nüsse, Obst und Backwaren, gelten als karzinogene Faktoren. Die Fettsäuren im Schwarzkümmel sowie die Phenole in seinem ätherischen Öl sollen eine hemmende Wirkung auf diese haben.

Schwarzkümmel wurde auch als Wurmmittel erforscht, da sich viele gängige Anthelminthika als unwirksam erweisen und zudem Nebenwirkungen haben. Die Studien haben ergeben, daß Schwarzkümmelpulver hierfür ein vielversprechendes, nebenwirkungsfreies und zudem preiswertes Mittel zu sein scheint.

Nach alter Tradition füllte man Schwarzkümmelsamen früher in Leinensäckchen und legte diese in Wäscheschränke oder Betten. Damit hielt man sich Schaben, Flöhe, Läuse und anderes Ungeziefer vom Leib. In ganz Indien gibt es den überlieferten Brauch, zerstoßene *Kalonji*-Samen zwischen Stoffe und Tücher zu streuen. Schwarzkümmelsamen wurde auch verbrannt, um durch seinen Rauch nicht nur Insekten, sondern auch Schlangen und Skorpione fernzuhalten; aus Indien ist sogar die Behandlung von Skorpionstichen überliefert. Wie wir schon hörten, hatte Schwarzkümmel im Orient den Ruf, den „Bösen Blick" zu bannen, während man sich hierzulande mit Hexenvertreibung begnügte.

Gegen Kopfläuse und Hautparasiten (wie Krätzemilben) kann eine Paste aus 4 Teilen feingemahlenen Schwarzkümmelsamen und 1 Teil Apfelessig auf Haut und Haar aufgetragen werden, die man antrocknen und vor dem Auswaschen möglichst mehrere Stunden einwirken läßt. Desinfizierend und entzündungshemmend wirkt zusätzlich die Einreibung der Haut mit Schwarzkümmelöl, dem ein paar Tropfen ätherisches Teebaumöl und Lavendel- oder Kamillenöl zugesetzt werden. Dies hilft auch gegen Insektenstiche oder dient, wenn es rechtzeitig aufgetragen wurde, bereits der Insektenabwehr.

✿

Mehr der Vollständigkeit halber soll hier noch kurz die Verwendung von Schwarzkümmelsamen und -öl in der Tiermedizin erwähnt werden; der bei der Verarbeitung abfallende Schrot wird auch ins Futter gemischt. Dieser Gebrauch von Schwarzkümmel ist vor allem aus dem Vorderen Orient überliefert, war vor einigen Jahrhunderten jedoch auch in Mitteleuropa bekannt. Zu den Anwendungsbereichen gehören u. a. Stallstauballergie und Nesselausschlag bei Pferden, Euterentzündung bei Kühen und Taubenpocken, aber auch eine Erhöhung der Fruchtbarkeit und des Gewichts bei Mastgeflügel.

Für den Leser interessant dürfte vielleicht die Anwendung bei Hunden und Katzen gegen Flöhe und andere Parasiten sein. Man kann mit einer Mischung aus Schwarzkümmel- und

Teebaumöl über das Fell streichen, um unerwünschte Gäste fernzuhalten. Sollte eine Zecke sich eingenistet haben, wird etwas Schwarzkümmelöl darauf geträufelt und diese mit einer Pinzette herausgedreht. Einige Tropfen zur Nachbehandlung verhindern eine Entzündung und beschleunigen den Heilungsprozeß.

Positiv überrascht zeigte sich ein ländlicher Tierarzt, der einem Hausesel gegen Schorf am Kiefer auf Verdacht ein Antipilzmittel verabreicht hatte. Das Tier bekam daraufhin massiven Haarausfall und große nackte Hautstellen. Als eine herkömmliche Salbe gegen den Juckreiz nicht half, griffen die Tierhalter zur Selbsthilfe und trugen mehrmals täglich eine Mischung aus Schwarzkümmel- und Sanddornkernöl auf die betroffenen Hautstellen auf; sie hatten sich nämlich daran erinnert, daß beide Öle gegen Ekzeme helfen. Warum also nicht auch bei Tieren? – Bereits *nach acht Stunden* zeigten sich die ersten neuen Haare! Der Tierarzt erkundigte sich überzeugt nach Bezugsadressen für diese ihm bislang unbekannten „Wundermittel".

Schwarzkümmel in der Küche

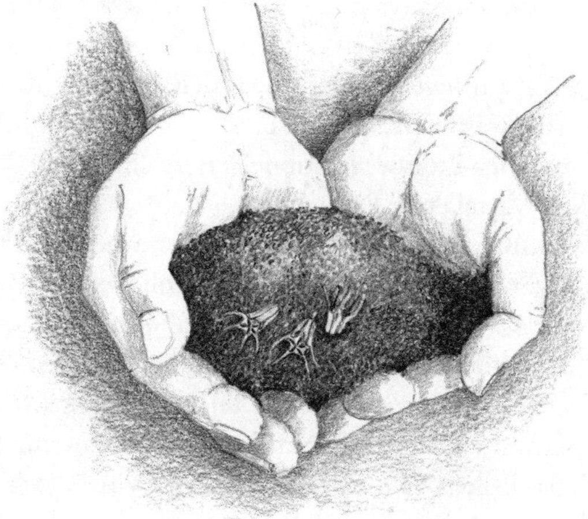

Von Brotwurz bis Kalonji

Mindestens ebenso reich wie die Verwendungsmöglichkeiten dieses vielseitigen Gewürzes in der Küche sind die Namen, die Schwarzkümmel in den verschiedenen Kulturen erhalten hat. Wie gewohnt, sind sie nicht nur phantasievoll, sondern auch recht verwirrend.

Trotz teilweise ähnlicher Verwendung besteht botanisch keine Verwandtschaft zwischen *Nigella sativa* und *Carum carvi*, unserem gewöhnlichen Gewürzkümmel. Unsere Vorfahren nannten Schwarzkümmel zur Unterscheidung daher „Schwarzer Koriander", was auch auf seine Verwendung als Brotgewürz hinweist; allerdings hieß er auch „Römischer Kümmel", was wohl als Zugeständnis an seine südliche Herkunft zu sehen ist. Die traditionelle Bezeichnung im Volk war seit dem Mittelalter „Brotwurz".

Der außer *Black Seed* („Schwarzer Samen") bzw. *Black Cumin* („Schwarzer Kümmel") gebräuchliche englische Name *Small Fennel* („Kleiner Fenchel") ist wahrscheinlich durch die Ähnlichkeit der feingefiederten Blätter zu erklären, während die Franzosen zwar auch den *Cumin noir* bzw. *Cumin faux* (also schwarzen bzw. falschen Kümmel) kennen, aber sich durch das Etikett *Toute épice*, das „All-Gewürz", recht elegant aus der Affäre ziehen.

Im Orient wird Schwarzkümmel aufgrund seiner verdauungsfördernden und blähungshemmenden Wirkung sowie natürlich auch aus geschmacklichen Gründen traditionell als Gewürz beim Brotbacken und in vielen Gerichten verwendet und fehlt in kaum einer Küche. In der Türkei und in Ägypten ist er ein beliebtes Gewürz in den traditionellen Kürbis- und Auberginengerichten. Besonders gerne wird er nicht nur geschrotet oder feingemahlen im Brot verarbeitet, sondern meistens werden die ganzen Körner, wie Mohn oder Sesam, auf Fladenbrote und Gebäck gestreut. Mit seinem pikanten Geschmack dient er nicht nur zur Aromatisierung, sondern auch als „Segen des Propheten Mohammed“ für die Rede. Es gibt auch Rezepte für Süßspeisen aus Schwarzkümmelpaste und Honig. In arabischen Ländern wird er zur Aromatisierung von Kaffee verwendet. Ein paar Tropfen des Öls im Kaffee sollen sogar zur Nervenberuhigung dienen.

Aufgrund seiner antibakteriellen Eigenschaften dient er auch zur Nahrungskonservierung. So wurden Versuche mit Schwarzkümmelöl zur natürlichen Konservierung von verschiedenen Streichkäsezubereitungen und anderen Milcherzeugnissen angestellt. Ähnlich wie wir Senf- oder Pfefferkörner für Gewürzgurken verwenden, kann ein Teelöffel Schwarzkümmel im Einmachglas die Haltbarkeit von eingelegten Gemüsen verlängern und gibt ihnen zudem noch ein ungewohntes pikantes Aroma. Auch süßsaure Pickles und Chutneys können damit aufgepeppt werden – Schwarzkümmel ist ohnehin ein hervorragender Pfefferersatz.

Der türkische Name *Çörekotu*, der sich in etwa als „Gras(samen) für kleines Gebäck“ übersetzen läßt, weist auf die alte Tradition als Brotgewürz hin, insbesondere aber auf die Verwendung in *Börek*, einem mit Schafskäse gefüllten Blätterteiggebäck. Auch bei uns werden die Fladenbrote aus türkischen Läden häufig mit *Çörekotu* bestreut, und Biobäcker entdekken Schwarzkümmel ebenfalls als interessante Zutat, z. B. bei Broten aus *Kamut*, dem alten ägyptischen Weizen. Ebenso gibt es deutsche Biobauern, die ihre Fleisch- und Wurstwaren, aber auch einen vegetarischen Dinkel-Brotaufstrich neuerdings mit Schwarzkümmel würzen.

In der indischen Küche ist Schwarzkümmel ein sehr beliebtes und häufig verwendetes Gewürz. Er heißt hier *Kalonji* – da er Zwiebelsamen sehr ähnlich sieht, wird er manchmal als „schwarzer indischer Zwiebelsamen“ angeboten. Außerordentlich oft wird er mit den beiden Sorten des Kreuzkümmels verwechselt, mit dem gewöhnlichen *Cuminum cyminum*, aber verständlicherweise noch häufiger mit *Cuminum nigrum*, also dem Schwarzen Kreuzkümmel, der in Indien *Kala-jira* heißt. Auf diese Weise hat *Nigella-Kalonji* (bestimmt nicht ganz unverdient) so göttliche Namen wie *Kali-jeeri* oder auch *Krishna-jiraka* erhalten! Nach der ayurvedischen Lehre hat *Kalonji* die Grundeigenschaft *(Guna)* „leicht und trocken“ und entspricht den Geschmacksrichtungen *(Rasa)* „scharf und bitter“. Er ist in vielen indischen Curry- und Gewürzmischungen enthalten, z. B. in einem Fünfkorn-*Masala* zusammen mit Kreuzkümmel, Fenchel, schwarzer Senfsaat und Bockshornklee, das den Namen *Panch phoron* („Fünfsaat“) trägt.

Als Gewürz läßt Schwarzkümmel sich gut anstelle von Pfeffer verwenden. Er schmeckt zwar etwas bitterer, aber dafür aromatischer und weniger scharf als dieser; besonders bei einer empfindlichen Magenschleimhaut und Nierenproblemen ist er zudem die gesündere Alternative. Man kann die ganzen Samen mit einem Mörser zerstoßen oder in eine Pfeffermühle füllen. Will man lieber ein feineres Pulver haben, ist eine Kaffeemühle am besten zum Mahlen geeignet. Zur Verstärkung des Aromas können die Samen zuerst ohne die Beigabe von Fett in einer Eisenpfanne geröstet werden, bevor man sie an die Speisen gibt. Schwarzkümmel ist äußerst vielseitig und kann beispielsweise als Gewürz zu Suppen, Gemüsegerichten und Aufläufen gegeben, über Salate gestreut, unter Joghurt und Frischkäse gemischt werden. Besonders gut verträgt er sich geschmacklich mit *Dal*, den indischen, aber natürlich auch allen anderen Hülsenfrucht-Gerichten, mit Currys und Chutneys, und mit allen Kohlarten, was gleichzeitig für eine bessere Verdaulichkeit sorgt. Mit Schwarzkümmel läßt sich nicht nur mühelos ein exotisches Flair an die Speisen zaubern. Er ist wohlschmeckend *und* bekömmlich – kurzum: die perfekte Zutat für eine kulinarische Gesundheitsküche.

Außerdem kann eine kleine Menge (höchstens 1 Teelöffel) Schwarzkümmelöl, z. B. mit Olivenöl gemischt, Salatsaucen verfeinern. Bei warmen Gerichten sollte es jedoch nicht mitgekocht oder zum Anbraten verwendet, sondern erst zum Schluß über die Speisen geträufelt werden.

Die meisten Gewürze haben in der Regel einen eher geringen Nährwert. Sie dienen zur Geschmacksverbesserung und regen aufgrund ihrer Reizwirkung primär die Sekretion der Verdauungssäfte an und beschleunigen die Passage der Nahrung durch den Verdauungstrakt, wodurch die Gefahr von Gärungs- und Fäulnisprozessen vermindert wird. Im Unterschied dazu besitzt Schwarzkümmel jedoch auch eine *zusätzliche Nährwertfunktion* durch den hohen Anteil von über 80% an ungesättigten Fettsäuren sowie als pflanzliche Proteinquelle.

Es folgen nun einige Rezeptvorschläge, sie sind aber mehr als *Anregungen* gedacht. Mit Schwarzkümmel, dem Gewürz mit über hundert Inhaltsstoffen, unendlich vielen Namen und dem Zauber aus 1001 Nacht, sind Ihrer Phantasie nämlich keine Grenzen gesetzt – probieren Sie es nur einmal selbst aus!

Kochrezepte

Spitzkohl à la Nigelle

1 kleiner Spitzkohl
kaltgepreßtes Sesam- oder Distelöl
Vegeta- oder Hefewürze
Schwarzkümmelsamen

Ein kleiner Spitzkohl wird in feine Streifen geschnitten und mit einem geeigneten Bratöl angedünstet. Nach Geschmack würzen, etwas Flüssigkeit dazugeben und auf kleiner Flamme köcheln lassen. In einer Eisenpfanne ohne Fett 1 Eßlöffel Schwarzkümmelsamen anrösten, über den nicht allzu weich gekochten Kohl geben, untermischen und gleich servieren.

Indische Mungobohnen-Yusha (Suppe)

1 Tasse Mungobohnen (Moong-Dal)
8 Tassen Wasser
1/4 Teelöffel Curcuma-Pulver
1 Teelöffel Steinsalzpulver
1 Eßlöffel Sonnenblumen- oder Distelöl
1 Teelöffel gemahlene Kalonji-Samen
1/2 Teelöffel gemahlene Kala jira-Samen
1 Teelöffel frischer geriebener Ingwer
1 Teelöffel feingehacktes Koriandergrün

Die vorher eingeweichten Bohnen werden zusammen mit dem Wasser und dem Curcuma-Pulver in einem großen Topf aufgesetzt und etwa 30 Minuten auf kleiner Flamme gekocht. Dann erst wird das Salz hinzugefügt. Die Samen werden in einem Mörser zerstoßen oder zu Pulver gemahlen und zusammen mit dem Ingwer in dem Öl angebraten.

Alles in die Suppe geben und weitere 15 Minuten lang kochen lassen. Zum Schluß das feingehackte Koriandergrün darüberstreuen und die Suppe vor dem Servieren noch etwas ziehen lassen.

Orientalische Hokkaido-Kürbissuppe

1 Hokkaidokürbis von 750–1000 g Gewicht
2 feingehackte Knoblauchzehen
1 Eßlöffel frischer geriebener Ingwer
1 Teelöffel gemahlener Schwarzkümmel
1/2 Teelöffel gemahlener Kardamom
1/2 Teelöffel gemahlener Kreuzkümmel
Vegeta- oder Hefewürze
Salz
[nach Bedarf: 1 geriebener Apfel, Sanddorn- oder Mango-Fruchtsauce]

Der Kürbis wird geschält und in Würfel geschnitten, weichgekocht und püriert. Knoblauch und Ingwer in Olivenöl andünsten, den Kürbis und nach Wunsch den geriebenen Apfel dazugeben, mit Flüssigkeitsmenge nach gewünschter Konsistenz auffüllen. Aufkochen lassen, Hefewürze oder Salz und dann die Gewürze zufügen. Das Ganze etwa 10 Minuten weiterköcheln lassen. Nach Wunsch mit Sanddorn- oder Mango-Fruchtsauce abschmecken.

Pikantes Auberginenpüree

2 große Auberginen
2 feingehackte Knoblauchzehen
Saft von 1 Zitrone
3 Eßlöffel Tahin (Sesammus)
1/2 Teelöffel gemahlener Schwarzkümmel
Salz

Die Auberginen werden geschält, in Würfel geschnitten und mit Salz 1 Stunde stehengelassen. Flüssigkeit abgießen und die Auberginenwürfel in einem Dämpfeinsatz 30 Minuten über leicht kochendem Wasser dünsten. Dann in Olivenöl mit dem Knoblauch und dem Schwarzkümmel anbraten, das Tahin mit dem Zitronensaft verrühren und hinzugeben. Unter Rühren so lange garen, bis ein glattes Püree entstanden ist. Kann warm oder kalt mit schwarzen Oliven zu Pitta-Brot gegessen werden.

Orientalischer Gurkensalat mit Joghurtsauce

1 Salatgurke
1 zerdrückte Knoblauchzehe
250 g dicker (z. B. griechischer) Joghurt
1/2 Teelöffel gemahlener Schwarzkümmelsamen
1 Teelöffel feingehackte frische Minze
Salz

Die Salatgurke fein hobeln und salzen. Den Joghurt mit dem Schwarzkümmel und der Minze verrühren, zu der Gurke geben und gründlich untermischen. Gleich servieren, damit die Sauce nicht durch den Gurkensaft verwässert wird.

Sauerkrautrohkost à la Renate

150 g rohes Sauerkraut
1 Teelöffel feingeschnittene Zwiebel
1 Eßlöffel steirisches Kürbiskernöl
frischgemahlene Schwarzkümmelsamen
Salz

Das Sauerkraut etwas zerkleinern und mit den übrigen Zutaten gut vermischen.

Schwarzkümmelsamen-Dressing

1 1/2 Teelöffel frischgemahlener Schwarzkümmel
1 Teelöffel Zucker
1 Prise Curcuma
5 Eßlöffel frischgepreßter Zitronensaft
120 ml Walnuß- und Olivenöl

Schwarzkümmel, Zucker, Curcuma und Zitronensaft in einem zugeschraubten Glas mischen und kräftig schütteln, damit sich der Zucker auflöst. Dann das Walnuß- und Olivenöl hinzufügen und so lange schütteln, bis sich alle Zutaten völlig miteinander vermischt haben. – Dieses Dressing hält sich gekühlt bis zu 2 Wochen und wird im Orient zu Salaten, aber auch zu Hülsenfrüchten gereicht.

Schwarzkümmelöl-Vinaigrette

1 Eßlöffel Aceto Balsamico-Essig
1/2 Teelöffel grobkörniger Senf
Kräutersalz
2 Eßlöffel kaltgepreßtes Olivenöl
1 Teelöffel Schwarzkümmelöl

Den Senf und das Kräutersalz mit dem Essig verrühren und dann das Öl hinzufügen.

Shouniz–Avocado bi Tahina

2 Knoblauchzehen
2 gut reife Avocados
Saft von 2 Zitronen
5 Eßlöffel Tahin (Sesammus)
1 Teelöffel gemahlener Schwarzkümmel
Salz

In einer Schüssel den zerstoßenen Knoblauch mit Salz nach Geschmack vermischen. Das Fleisch aus dem Avocados herauslösen und unter Zugabe von etwas Zitronensaft mit dem Knoblauch und Salz vermischen, bis keine Klümpchen mehr da sind. Den restlichen Zitronensaft, das Tahin und den Schwarzkümmel unterziehen, bis ein weiches Püree entstanden ist. Mit Minze garnieren und mit frischem Fladenbrot servieren.

Backrezepte

Traditionell werden auf 1 kg Mehl 100 g zerstoßene bzw. gemahlene Schwarzkümmelsamen verwendet. Die Samen können in den Teig hineingearbeitet oder auf das Brot gestreut werden. Auch 1 Eßlöffel Schwarzkümmelöl kann dem Teig zur Geschmacksintensivierung hinzugefügt werden.

Schwarzkümmel-Vollkornbrot

500 g Weizenvollkornmehl
50 g Roggenmehl oder -schrot
ca. 6 Tassen Wasser
30 g Hefe
10 g Meersalz
50 g geschroteten Schwarzkümmelsamen
nach Wunsch etwas Schwarzkümmelöl

Mehl, Hefe und Wasser zu einem mittelfesten Teig kneten. 15 Minuten ruhen lassen. Dann die Gewürze untermischen (und nach Wunsch ein paar Tropfen Schwarzkümmelöl), einen Brotlaib formen oder den Teig in eine Kastenform füllen. Nochmals 15–20 Minuten gehen lassen und bei 230° C ca. 50 Minuten backen.

Hefebrötchen mit Schwarzkümmel

600 g Weizenvollkornmehl
50 g Hefe
6 Tassen lauwarmes Wasser
50 g Ahornsirup (nach Wunsch)

werden miteinander vermischt, 10 Minuten gut durchgeknetet und weitere 10 Minuten gehen gelassen. Dann

20 g Meersalz
50 g kaltgepreßtes Pflanzenöl

hinzufügen und so lange kneten, bis ein geschmeidiger Teig entstanden ist. Kleine Bälle daraus formen, in Schwarzkümmelsamen wälzen und bei 250° C auf der oberen Schiene im Backofen ca. 20–25 Minuten backen.

Indische Fladenbrote (Chapatis)

250 g feines Weizen- oder Roggenvollkornmehl
$^{1}/_{2}$ Teelöffel feingemahlener Schwarzkümmelsamen
1 Teelöffel Salz
ca. 150 ml Wasser

Das Mehl in einer Schüssel mit den Gewürzen vermischen. Nach und nach das Wasser hinzufügen und unterkneten, bis ein geschmeidiger Teig entsteht. Den Teig etwa 20 Minuten ruhen lassen. Zu dünnen Fladen ausrollen (die angegebene Mehlmenge reicht für ca. 6 Stück) und von beiden Seiten in einer Eisenpfanne (für große Könner: direkt auf der Herdplatte) goldbraun backen.

Arabische Fladenbrote (aus dem Backofen)

500 g feines Weizenvollkornmehl
1 Päckchen Hefe
ca. 6 Tassen lauwarmes Wasser
$^{1}/_{2}$ Tasse kaltgepreßtes Öl
$^{1}/_{2}$–1 Teelöffel Salz
$^{1}/_{2}$–1 Teelöffel feingemahlener Schwarzkümmelsamen
und ganzer Schwarzkümmel zum Bestreuen

Das Mehl unter Zugabe der Hefe mit dem Wasser zu einem Teig kneten und 15 Minuten gehen lassen. Öl, Salz und Schwarzkümmel dazugeben und nochmals durchkneten. Zu tellergroßen Fladen ausrollen (die angegebene Mehlmenge reicht für ca. 4 Stück). Mit Schwarzkümmel (und nach Wunsch mit Sesam) bestreuen und bei 250° C auf oberer Schiene im Backofen ca. 10 Minuten backen.

Feine Gewürzschnitten

250 g Weizenvollkornmehl
$^{1}/_{2}$ Päckchen Hefe
2 Tassen lauwarmes Wasser
1 Teelöffel Honig

zu einem Teig kneten und 15 Minuten gehen lassen. Dann

75 g zerlassene Butter oder Margarine
75 g gemahlene Mandeln oder Haselnüsse
60 g Honig
geriebene Schale von Zitrone
1 Teelöffel Zimt
1 Teelöffel gemahlene Schwarzkümmelsamen
je 1 Messerspitze Ingwer, Nelken, Muskat

dazugeben, alles gut unterkneten und in eine Kastenform füllen. Nochmals 15 Minuten gehen lassen. Bei 200° C ca. 1 Stunde im Backofen backen.

... und zum Schluß, auch zur besseren Verdauung, noch ein paar

Köstliche Getränke

Krafttrunk à la Renate

1 große Tasse (ca. 250 ml) Milch erwärmen, 1–2 Teelöffel Schwarzkümmelöl einrühren und 1 Teelöffel milden Blütenhonig oder Ahornsirup gut damit vermischen. Verfeinerung: Sahnehäubchen mit Schokoraspel.

❀ *Auf die Dauer hilft nur Power …*

Arabischer Mokka

Je 1 Prise feingemahlener Schwarzkümmel und Kardamom in den Kaffee geben; es muß eine dunkel gebrannte Arabica-Sorte sein, am besten echter jemenitischer Mokka. Wer sich die Kaffeebohnen selbst frisch mahlt, kann die Samen im Verhältnis 6:1 mit in die Mühle tun.

❀ *Wunderbar nach einem Festessen …*

Nigellina-Tee „Duft des Orients"

1 Eßlöffel feingemahlene Schwarzkümmelsamen mit ca. 250 ml (1 große Tasse) fast kochendem Wasser überbrühen. 8–10 Minuten ziehen lassen. Mit Milch oder Sahne, Honig und 1 Messerspitze Vanille abschmekken.

❀ *Schenkt in 1001 Nächten schöne Träume …*

Das Keimen von Schwarzkümmel-Sprossen

Das Keimen von Schwarzkümmelsamen wird wie bei kaum einem anderen Saatgut sehr stark von den Mondphasen beeinflußt. Das heißt, das Keimen ist bei zunehmendem Mond vorzunehmen, da diese Mondphase wachsender Energie entspricht. Das Wachstum von Pflanzen, die ihre Früchte über der Erde tragen, und alle mit ihnen verbundenen Arbeiten werden durch die Kräfte des Vollmonds positiv unterstützt.

Eine nicht zu große Menge an Schwarzkümmelsamen werden in einem kleinen Sieb eingeweicht und etwas quellen gelassen. Dann werden sie möglichst gleichmäßig in einer Keimschale verteilt und mit Wasser übergossen. Man läßt sie gut abtropfen und fügt dann in der Regel kein Wasser mehr hinzu. Wenn die Körner schön blank sind, haben sie ausreichend Feuchtigkeit; ansonsten kann tropfenweise Wasser zugeführt werden. Dreimal täglich werden sie mit einem Löffelstil kurz umgerührt. Die Temperatur während des Keimvorgangs sollte bei etwa 20° liegen, und es sollte möglichst indirektes Licht (Dämmerlicht) herrschen. Um eine gleichmäßige feuchte Wärme zu erreichen, muß das Keimgefäß zugedeckt werden. Schwarzkümmel braucht 8–12 Tage, bis die Keime geerntet werden können. Dabei verläuft das Wachstum recht ungleichmäßig. Die etwa 3 cm langen zartgrünen Sprossen mit dem schwarzen Samenkorn kann man büschelweise aus dem Keimgefäß entnehmen, während die anderen Keime noch weiterwachsen können.

Sprossen sind lebensfrische Rohkost voller Vitalstoffe, Enzyme, Wachstumshormone, Vitamine, Mineralien und Spurenelemente. Sie haben große Heilkräfte, helfen dem Körper bei der Entgiftung und stärken die Immunabwehr. Durch das Keimen werden alle Nährstoffe im Enzymprozeß umgewandelt und verstärkt. Schwarzkümmelsprossen sind sehr schmackhaft und werden roh auf Brot oder in Salaten verzehrt. Da es sich um wahre Vitaminbomben handelt, empfiehlt sich zum Einstieg eine vorsichtige Dosierung.

Ich danke Frau Erika Angenend, die ihre persönlichen Erfahrungen mit dem Keimen von Schwarzkümmel-Sprossen an mich weitergegeben hat, um sie einem größeren Leserkreis mitzuteilen.

4. Dezember 1997

Sehr geehrter Herr Rappolder,

vielen Dank für Ihre Anfrage vom 19.11.1997.

Bei den Rezepten in „Das große Schwarzkümmel-Handbuch“ handelt es sich überwiegend um Überlieferungen aus der arabischen und europäischen Volksmedizin, so daß in der Regel keine Angaben in Teelöffel oder Eßlöffel, Gramm oder gar Millimeter existieren. Diese Rezepturen sollten möglichst authentisch wiedergegeben werden.

Ebenso ist auch nicht unbedingt anzunehmen, daß ein Anwender Schwarzkümmelsamen vor Gebrauch auf die Waage legen wird. Nur das hochwirksame Öl sollte natürlich – etwa auch im Unterschied zu Apfelessig – möglichst exakt zu dosieren sein, weil es am ehesten Überempfindlichkeitsreaktionen auslösen könnte.

Nachfolgend der Versuch, die von Ihnen genannten Mengenangaben wie gewünscht umzurechnen:

1 Glas (Apfelessig) = ca. 1/8-Liter = 125 ml
1 Glas (Schwarzkümmelsamen) = ca. 100 g

1 Unze = ca. 30 g (vgl. die engl. ounce = 28,35 g)
1 flüssige Unze = 0,0284 l = ca. 30 ml

1 Lot = ca. 16 g

Ich hoffe, Ihnen mit diesen Angaben gedient zu haben und wünsche Ihnen viel Erfolg bei der Anwendung dieser wunderbaren Heil- und Gewürzpflanze.

Mit freundlichen Grüßen
Sylvia Luetjohann

Anhang

Bezugsquellenverzeichnis

Schwarzkümmel und daraus entwickelte Nahrungsergänzungsmittel (Öl und Kapseln) gibt es in Naturkostläden, Reformhäusern und Apotheken sowie im spezialisierten Versandhandel. Schwarzkümmelsamen sind auch in türkischen oder indischen Lebensmittel- und Gewürzläden erhältlich.

Der Leserservice des Windpferd-Verlages hält darüber hinaus eine mit Liste mit Versandhändlern bereit, anhand derer Sie sehen können, wer welche Produkte anbietet – und aus welchen Ursprungsländern die jeweiligen Schwarzkümmel-Produkte kommen.

Vielleicht denken Sie, es wäre einfacher, die Adressen einfach ins Buch zu drucken, damit sie sogleich parat sind. Zwei Gründe sprechen jedoch dagegen: 1. soll die Liste immer aktuell sein und jederzeit neue Anbieter mit aufnehmen können, 2. ändern sich immer wieder Adressen und Telefonnummern. Und das wäre dann sehr ärgerlich für Sie.

Sie können die Liste unter der folgenden Internet-Adresse abrufen:

www.windpferd.de

Orientieren Sie sich dort am Titel des Buches.

Literaturverzeichnis

Schwarzkümmel-Monographien

Beyer, Nadia: *Ernährungswissenschaftliche, medizinische und lebensmitteltechnologische Bewertung des Schwarzkümmels (Nigella sativa L.).* Diplomarbeit am Institut für Ernährungswissenschaft der Justus-Liebig-Universität Gießen, 2000.

Keller, Erich: *Wissenswertes über Schwarzkümmel.* Privatdruck 1996.

Marsuck, Ali-Ibrahim: *Muejzet Al-Schwaah Belhabet Alsanda* (Wunderheilung durch Schwarzkümmelsamen). Verlag Dar Al Fatiele, Kairo 1989.

Neuner, Helmut Fred: *Ägyptischer Schwarzkümmel – wunderbares Heilmittel aus der Natur.* Privatdruck (o.J.).

Refai, Diab/Yahia Tawfic, Haj: *Ergebnisse aus vierjährigen Studien über syrischen Schwarzkümmel.* Privatveröffentlichung 1998.

Schleicher, Peter/Bannasch, Lutz: „Allergiebehandlung mit immunologisch wirksamem Pflanzensamenöl (Schwarzkümmelöl), in: *notabene medici,* Okt./Nov. 1994 (Sonderdruck).

Schleicher, Peter/Saleh, Mohamed/Wagner, Hans: *Natürlich heilen mit Schwarzkümmel.* Südwest Verlag, München 1996.

Selius, Christine: *Schwarzkümmel – die 50 besten Rezepturen mit Samen und Öl des Schwarzkümmelstrauchs.* Südwest Verlag, München 1997.

Simons, Anne: *Das Schwarzkümmel-Praxisbuch.* Scherz Verlag, Bern, München, Wien 1997.

Spannagel, Renate: *Schwarzkümmel – das schwarze Gold des Orients.* Privatdruck 1997.

Vonarburg, Bruno: „Schwarzkümmel – ein Allerweltskraut für Allergiker", in: *Natürlich,* Nr. 6/1998.

Wagner, Hans: „Schwarzkümmelöl – ein neues Naturprodukt gegen Allergien", in: *Natur und Heilen,* Nr. 10/96.

Botanik und Geschichte

Bock, Hieronymus: *New Kreutterbuch* (Straßburg 1539). Reprint 1964, Kölbl Verlag, Grünwald b. München.

Fuchs, Leonhart: *New Kreüterbuch* (Basel 1543). Reprint 1975, Kölbl Verlag, Grünwald b. München.

Herrmann, Walter: „Neues im Busch - Nigella macht wieder von sich reden, in: *Gartenpraxis,* Nr. 2/1998.

Hildegard von Bingen: *Heilkraft der Natur – „Physica“.* Herder Verlag, Freiburg, Basel, Wien 1993.

Karl der Große: *Mein Kräuterbüchlein.* Schneekluth Verlag, München 1992.

Lonicerus, Adamus: *Kreutterbuch* (Frankfurt 1679). Reprint 1962, Kölbl Verlag, Grünwald b. München.

Manniche, Lise: *An Ancient Egyptian Herbal.* British Museum Publications, London 1989.

Matthiolus, Pierandrea: *Kreutterbuch.* Ausg. von Joachim Camerarius (Frankfurt 1626). Reprint 1981, Kölbl Verlag, Grünwald b. München.

Nutzpflanzen der Türkei. Ausstellungskatalog zur Biofach-Messe, Frankfurt 1995.

Pieper, Richard: *Volksbotanik.* Verlag von C. Sterzels Buchhandlung, Gumbinnen 1897.

Plinius Secundus der Ältere: *Naturkunde/Naturalis historia.* Lat./Dt. 37 Bücher. Bd. 19 u. 20. Verlag Artemis & Winkler, München, Zürich 1979.

Schlechtendal, D.F.L., v./Langethal, L.E./Schenk, Ernst (Hrsg.): *Flora von Deutschland.* Bd. 11. 5. Aufl. rev. von E. Hallier. E. Köhler Verlag, Gera 1882 ff.

Schmeil, Otto/Fitschen, Jost: *Flora von Deutschland und seinen angrenzenden Gebieten.* 89. Aufl. Quelle & Meyer Verlag, Heidelberg, Wiesbaden 1993.

Sterne, Carus/Enderes, Aglaia von: *Unsere Pflanzenwelt.* Safari-Verlag, Berlin 1956.

Tabernaemontanus, Jacobus Theodorus: *Neu vollkommen Kräuter-Buch* (Basel 1731). Reprint 1982, Kölbl Verlag, Grünwald b. München.

Weidinger, Hermann-Josef: *Heilkräuter;* Anbauen – sammeln – nutzen – schützen. 2 Bde. Verlag Carl Ueberreuter, Wien, Heidelberg 1983/84.

Weidinger, Hermann-Josef: *Kräuter für die Seele.* Sonderausg. Freunde der Heilkräuter, Karlstein/Thaya, 1993.

Biochemie, Arzneimittelkunde und Medizin

Akgül, Attila: *Antimicrobial activity of Black Cumin (Nigella Sativa L.) Essential Oil.* Dept. of Food Science, Faculty of Agriculture, Atatürk University, Erzurum (Türkei) 1989.

Brunke, Ernst J.: *Progress in Essental Oil Research*. de Gruyter Verlag, Berlin 1986.

Chakravarty, Nirmal: „Inhibition of histamine release from mast cells by nigellone“, in: *Annals of Allergy*, Vol. 70 (1993).

Cooper, Kenneth H.: *Die neuen Gesundmacher – Antioxidantien*. BLV Verlagsges., München 1995.

Gamma-Linolensäure: mehrfach ungesättigte essentielle Fettsäure aus dem Samenöl der Nachtkerze. pmi-Verlag, Frankfurt 1991.

Harper, Harold A. et al.: *Medizinische Biochemie*. 2. korr. Aufl. Springer Verlag, Berlin 1987.

Hegnauer, Robert: *Chemotaxonomie der Pflanzen*. Bd. 4. Birkhäuser Verlag, Stuttgart, Basel 1966.

Hagers Handbuch der Pharmazeutischen Praxis. Bd. 6. Hrsg. von Rudolf Hänsel u. a. Springer Verlag, Berlin 1977.

Houghton, Peter J. et al.: *Fixed Oil of Nigella sativa and Derived Thymoquinone Inhibit Eicosanoid Generation in Leukocytes and Membrane Lipid Peroxidation*. Pharmacology Group, King's College, London 1994.

Koolman, Jan/Klaus-Heinrich Röhm: *Taschenatlas der Biochemie*. Thieme Verlag, Stuttgart 1994.

Lexikon der Biochemie und Molekularbiologie. In 3 Bd. Herder Verlag, Freiburg, Basel, Wien 1991 ff.

Pschyrembel, Willibald: *Klinisches Wörterbuch*. 258. neu bearb. Aufl. Verlag de Gruyter, Berlin 1998.

Sener, Bilge et al.: *A Study with the Seed Oil of Nigella Sativa*. Dept. of Pharmacognosy, Faculty of Pharmacy, Gazi University, Ankara (Türkei) 1985.

Tlaas, Mustafa: *Muajam Al Tebie – Al Nabaati* (Pflanzlich-medizinisches Lexikon). Tlasdar Verlag, Damaskus 1988.

Vishin, Mohan Lal: *Beiträge zur Biochemie, Physiologie und Pharmakologie des Damascenins aus Nigella Damascena L.* Diss. Univ. Halle-Wittenberg 1960.

Wagner, Hildebert: *Pharmazeutische Biologie*. Bd. 2. G. Fischer Verlag, Stuttgart 1993.

Phytotherapie, Aromatherapie und Gewürzheilkunde

Franchomme, P./Pénoel, D.: *L'aromathérapie exactement*. Ed. Roger Jollois, Limoges 1990.

Gessner, Otto/Orzechowski, Gerhard: *Gift- und Arzneipflanzen von Mitteleuropa.* 3. Aufl. C Winter Verlag, Heidelberg 1974.

Gildemeister, Eduard/Hoffmann, Friedrich: *Die ätherischen Öle.* In 7 Bd. Akademie Verlag, Berlin 1961 ff.

Lambert Ortiz, Elisabeth (Hrsg.): *Gewürze, Kräuter & Essenzen.* Christian Verlag, Hamburg 1993.

Madaus, Gerhard: *Lehrbuch der Biologischen Heilmittel.* Bd. 3. G. Thieme Verlag, Leipzig 1938.

Meyer, Th.: *Arzneipflanzenkultur und Kräuterhandel.* 5. verb. Aufl. J. Springer Verlag, Berlin 1934.

Schwarz, Aljoscha/Schweppe, Ronald: *Heilen mit Gewürzen.* Droemer Knaur Verlag, München 1997.

Seidemann, Johannes: *Würzmittel-Lexikon.* Behr's Verlag, Hamburg 1993.

Ulmer, Günter A.: *Heilende Öle; Pflanzenöle als Nahrungs- und Heilmittel.* Ulmer Verlag, Tuningen (o.J.)

Wagner, Hildebert/Wiesenauer, Markus: *Phytotherapie*; Phytopharmaka und pflanzliche Homöopathika. G. Fischer Verlag, Stuttgart 1995.

Ayurveda

Dutt, U. C.: *The Materia Medica of the Hindus* (1877). Reprint New Delhi 1995.

Nadkarni, K. M.: *The Indian Materia Medica* (1908). Reprint 1976, Popular Pra Rashan Press, Bombay

Pruthi, J. S.: *Spices and Condiments.* New Delhi 1976.

Tiwari, Maya: *Das große Ayurweda-Handbuch.* Windpferd Verlag, Aitrang 1996.

Warrier, P.K. et al.: *Indian Medicinal Plants.* Vol. 4. Orient Longman Ltd., Madras 1995.

Zoller, Andrea/Nordwig, Hellmuth: *Heilpflanzen der Ayurvedischen Medizin.* Haug Verlag, Heidelberg 1997.

Index